MANUEL DES DYSPEPSIES

Bruxelles, — Imprimerie et lithographie Vᵉ Cʜ. Vᴀɴᴅᴇʀᴀᴜᴡᴇʀᴀ
8, rue de la Sablonniere.

MANUEL

DES

DYSPEPSIES

ET DE

LEUR TRAITEMENT DOSIMÉTRIQUE

PAR

LE DOCTEUR BURGGRAEVE

PROFESSEUR ÉMÉRITE DE L'UNIVERSITÉ DE GAND (BELGIQUE)
AUTEUR DE LA *Nouvelle Méthode dosimétrique.*

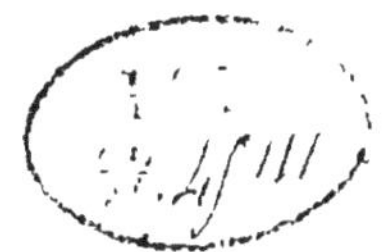

Paris

A L'INSTITUT DOSIMÉTRIQUE

CH. CHANTEAUD ET Cie

RUE DES FRANCS-BOURGEOIS, 54

1877

PRÉFACE.

Ce qu'on demande surtout à la médecine, c'est qu'elle guérisse ou du moins qu'elle soulage.

Les médecins ne sauraient être, comme l'a dit le docteur Amédée Latour, d'inutiles naturalistes, passant leur vie à décrire et à dessiner les maladies de l'homme.

Ce qu'on nomme les *beaux cas* intéresse fort peu le vulgaire des martyrs — ou plutôt ce qui les intéresse, c'est que ces curiosités de l'art ne leur soient pas applicables.

De toutes les maladies, les dyspepsies sont les plus fréquentes ; on pourrait presque les dire journalières. « Ce que je puis affirmer, en ce qui me concerne — dit Chomel — c'est que parmi les personnes qui viennent me consulter, un cinquième, au moins, est atteint de dyspepsie, sans que jamais j'aie eu, que je sache, une réputation spéciale à ce sujet. »

—

La dyspepsie, voilà donc l'ennemi permanent que le médecin a à combattre, et qui élude ses efforts quand il ne sait pas le découvrir à travers ses formes si variées et souvent si bizarres.

—

La dyspepsie s'attaque, à la fois, à toutes les classes de la société, tant aux classes aisées, qu'aux classes pauvres : les premières, à cause de l'excès de bien-être, les secondes, par suite de privations; et il est d'autant plus important de la combattre qu'elle finit par dégénérer en lésions organiques, toujours incurables quand on leur a laissé prendre pied.

—

Ce Manuel pourra être lu par les personnes

étrangères à la médecine, non pour se traiter soi-même, mais pour appeler le docteur à temps.

Le public se trompe sur l'omnipotence du médecin, celle-ci étant relative au degré de la maladie. Il y a donc intérêt à consulter dès qu'un symptôme insolite se présente.

Non qu'on doive faire comme le *Malade imaginaire* qui se croit d'autant plus malade qu'il est mieux portant — car il faut l'être, en effet, pour faire de son corps une boutique d'apothicaire. — Molière a fait justice de ces esprits faibles qu'exploite le charlatanisme — mais il ne faut pas non plus tomber dans un excès contraire, en négligeant tout soin de la santé.

—

Dans les maladies aiguës la chose se commande de soi ; mais il n'en est pas de même dans les maladies chroniques, surtout quand — comme celles de l'estomac — elles se présentent sous forme d'un véritable Protée, au point qu'il faut toute la sagacité du médecin pour s'y reconnaître.

A plus forte raison est-il dangereux de s'en remettre aux soins d'un médicastre.

—

Nous avons connu l'époque de la médecine Leroy, qui a fait plus de victimes que les guerres les plus désastreuses. Et, aujourd'hui encore, n'entend-on pas, aux quatre coins de l'horizon, retentir les trompettes de la Renommée qu'embouche le charlatanisme, et auxquelles les journaux quotidiens prêtent leur publicité? C'est contre ces audacieuses spéculations qu'il faut réagir, en faisant voir que ces prétendues panacées sont cause de maladie et souvent de mort.

—

La méthode dosimétrique, en faisant disparaître ces prétendus remèdes, aura rendu un grand service au public, et ce Manuel y aura beaucoup contribué par la simplicité du traitement qu'il expose.

La tâche du médecin sera ainsi facilitée, et la confiance des malades dans la médecine ira en grandissant, en présence des succès obtenus.

—

Ce qui frappe le public, c'est le résultat. Le médecin verra donc sa clientèle augmenter quand on lui saura des armes de précision.

Or, ces armes ce sont celles que la dosimétrie met à sa disposition ; on ne saurait en dire autant des vieux engins de la pharmacie, dans lesquels le médecin lui-même n'a plus confiance, pas plus que le soldat dans les fusils à silex, qui rataient neuf fois sur dix et avec lesquels les guerres s'éternisaient. — La comparaison n'est juste que par rapport aux armes, car si la guerre tue, la médecine guérit ou du moins soulage.

—

On pourrait intituler le livre des dyspepsies

« le livre de tout le monde », tant les maladies d'estomac sont fréquentes.

—

L'estomac est en effet un serviteur que nous surmenons ; mais il s'en venge cruellement en nous faisant tomber dans l'alanguissement.

En effet, il n'est aucune de nos fonctions qu'il ne tienne sous sa dépendance ; même jusqu'aux facultés morales.

—

Le poëte latin a dit : *Male suada fames* ; nous disons : « Ventre affamé n'a pas d'oreilles. » Cependant convenons à la décharge de l'estomac, que nos intempérances ne viennent pas de lui, puisqu'il en est la première victime.

—

L'estomac n'est pas aussi tyrannique qu'on le prétend ; il est, au contraire, de facile composition quand on l'écoute.

Il y a un tyran plus exigeant : notre sensualité. En vain l'estomac nous donne des avertissements : c'est comme Cassandre, la fille de Priam, que les Troyens bafouaient quand elle leur donnait de sages avis.

Nous espérons que ce petit livre sera plus heureux et que ses avertissements seront écoutés.

Dr BURGGRAEVE.

INTRODUCTION

Il n'est pas étonnant que Broussais ait fait de la gastrite le fond de la médecine, comme Beaumarchais du *goddam* le fond de la langue anglaise.

Il est évident que de part et d'autre il y a eu abus de mots.

Si Broussais s'était contenté de dire que la plupart des impressions, tant physiques que morales, viennent retentir au centre épigastrique et provoquent des mouvements réflexes vers l'estomac — comme chez l'Anglais toute irritation ou contrariété se traduit par un *goddam* — il aurait eu parfaitement raison.

On pourrait même lui concéder la gastrite comme expression de cette inflammation, si une extension trop grande donnée à ce mot ne l'avait conduit à une thérapeutique purement négative.

———

Cependant hâtons-nous de le dire, Broussais vint à la suite du brownisme pour en arrêter les écarts. Il eut, en effet, à constater énormément de gastrites et d'entérites, produits de la médication incendiaire du chef de l'école écossaise.

Mais l'illustre auteur de la *Médecine physiologique* n'a pas su distinguer la gastrite proprement dite, de la dyspepsie, et s'il revenait sur le terrain de ses luttes il serait fort étonné de voir ces dernières — c'est-à-dire les dyspepsies — être combattues par la quassine, la strychnine ; quelquefois même par les ferrugineux et les arséniates.

———

Au moment où je traçais ces lignes, je recevais la lettre suivante. (Il y a de singulières coïncidences !)

Sennecey-le-Grand, 23 mai 1877.

« Monsieur le professeur et honoré maître,

» Je m'empresse de répondre à votre appel pour affirmer l'excellence de votre méthode médicale. Si je ne me sers que depuis quelques mois seulement de la médecine dosimétrique, à laquelle je découvre chaque jour un avantage nouveau, en revanche, je compte bien mettre de plus en plus de côté tout autre système.

» J'ai à vous offrir, comme preuve, les résultats d'une surprenante rapidité obtenus contre des gastrites chroniques ; cette affection désole, je puis le dire, les campagnes de la Bourgogne, autant au moins que la tuberculisation pulmonaire. Ces deux maladies se partagent les deux tiers dans la mortalité, à un âge peu avancé.

» De la phthisie je n'en parlerai pas ; mes observations ne sont pas encore assez concluantes. Je traite la gastrite par le lavage au sel de Sedlitz, la quassine et la strychnine. Le plus souvent j'y joins le fer. Sous l'influence de ces toniques, l'estomac reprend rapidement sa vitalité. Actuellement encore j'ai en traitement neuf malades, dont quatre font remonter le début de leur affection à une dizaine d'années. Au bout de la première quinzaine du traitement plus haut indiqué, les fonctions digestives commencèrent à reprendre de l'énergie, les vomissements disparurent en même temps que revint l'appétit. Après deux mois de traitement, le mieux ressemble à de la guérison, ce qui n'empêche que je ferai continuer encore pendant deux autres mois.

» Si toutefois je pouvais faire mieux, je vous serais infiniment obligé de me donner encore quelques indications. »

Dr GRESSOT.

Nous nous sommes empressé de répondre au confrère que nous étions en train de composer le présent Manuel, où il trouverait tous les éclaircissements voulus.

—

Comme nous le disions au commencement de cette introduction, on abuse du mot *gastrite*. Pour Broussais il y a inflammation quand il y a chaleur, douleur et intumescence (car le mot tumeur n'est applicable à la gastrite que pour autant qu'il y a dégénérescence fibreuse ou cancéreuse); et dans cet état il se serait bien gardé de donner des stimulants. Il est vrai qu'il n'avait à sa disposition que les irritants, ou ce que l'on nomme les toniques fixes ou diffusibles — qui ne font, en effet, qu'augmenter l'inflammation.

—

Mais aujourd'hui nous possédons les alcaloïdes et les sels fixes, qui, sous un petit volume et sans produire la moindre irritation locale, provoquent la contraction des vaisseaux, tonifient les nerfs et font cesser ainsi les trois phénomènes que Broussais considérait comme caractéristiques de l'inflammation : chaleur, douleur, tumeur.

—

Après tout, Broussais n'a pas été aussi coupable qu'on l'a prétendu, en insistant sur les saignées locales. Non-seulement il produisait ainsi une dérivation salutaire, mais il favorisait le retour des vaisseaux sur eux-mêmes. C'est comme dans le phénomène de l'anesthésie locale au moyen de la pulvérisation de l'éther sulfurique; on voit d'abord la partie bleuir, mais si on pratique une petite scarification, pour laisser sourdre le sang, aussitôt la peau blêmit et l'anesthésie se produit.

—

Le même résultat est obtenu quand après une petite saignée on administre les alcaloïdes, et sans doute les succès obtenus par Broussais eussent été bien plus grands et sa doctrine se serait soutenue, s'il avait fait emploi de ces puissants défervescents.

Quand le mal est devenu chronique, mais qu'il n'existe point d'altérations organiques, on le voit disparaître en peu de temps sous l'action des incitants vitaux; et même quand il y a altération de texture, comme dans les dégénérescences, les cancers, les douleurs se calment parce que le mal s'endort.

Pourquoi chercherait-on à agir sur lui, puisqu'à l'organisation normale est venue se substi-

1.

tuer une organisation morbide ou une néoplasie?
C'est comme ceux qui croient encore au *fondants*;
Tout au plus peut-on espérer de faire rentrer
dans le torrent circulatoire les matériaux albuminoïdes ou graisseux.

—

Nous avons cru ces explications nécessaires,
afin qu'on ne se méprenne sur notre but en pu-
bliant le présent Manuel. Le mot *dyspepsie* ne
comprend que les dérangements fonctionnels de
l'estomac dont les lésions organiques sont les
conséquences. Nous avons donc tâché de faire
ressortir les causes de ces dérangements, leurs
symptômes et les moyens d'y parer.

La dosimétrie a déjà eu pour résultat de ramener à la thérapeutique, qui était complétement
effacée.

—

Les médecins organiciens, à force de scruter
les conditions matérielles des maladies, avaient
laissé de côté les conditions vitales, c'est-à-dire
le commencement de la maladie pour ne s'atta-
cher qu'à la fin. — Et on sait ce que le mot *fin*
veut dire ici. — L'art de guérir en était venu
ainsi à ce point de nullité qu'un publiciste, pro-

fond observateur, a pu dire, sans qu'on l'ait démenti : « Les médecins sont d'inutiles naturalistes, passant leur vie à dessiner et à décrire les maladies de l'homme, mais sans faire de thérapeutique. »

—

En effet, c'est à l'expectation que sont dues la plupart des maladies qui *finissent,* c'est-à-dire la conversion des maladies purement dynamiques ou essentielles — comme les nommaient nos pères — en maladies organiques ou anatomopathologiques.

—

Pour les organiciens il n'y a pas de maladie sans lésion de texture, comme il n'y a pas de fonction sans organe. Il faut s'entendre : la maladie peut être une lésion de fonction sans être pour cela une lésion d'organe. La faim, qui est le prélude de la fonction digestive, si elle n'est pas satisfaite, peut aller jusqu'à irritation de l'estomac, caractérisée par la douleur, la chaleur et la tumeur, c'est-à-dire une inflammation confirmée. Calme-t-on cette dernière par les sangsues et les potions mucilagineuses? On ne ferait ainsi qu'augmenter la prostration générale; mais on donne avec prudence des aliments réparateurs, un peu de vin généreux, et, petit à petit, tout rentre dans l'ordre.

—

Ainsi quand un organe est malade il faut lui rendre au plus vite son stimulus habituel ; mais pour cela il faut commencer par calmer sa souffrance et non l'exaspérer par la privation. A l'estomac il faut les aliments, aux poumons l'air, au cœur le sang, au cerveau les occupations intellectuelles. La diète est donc le pire des traitements, puisqu'elle ne fait qu'entretenir la susceptibilité morbide.

—

Déjà, en 1839, Andral confessait que les affections chroniques de l'estomac qui doivent être combattues par la méthode antiphlogistique, sont beaucoup plus rares qu'on ne l'avait pensé dans ces derniers temps. « Sans cesse, dit-il, ma pratique vient m'offrir des cas dans lesquels échouait cette méthode, et qui cèdent merveilleusement à d'autres modes de traitement. »

—

Vers la même époque, Louis établissait par de *nombreuses autopsies* que les troubles digestifs qui accompagnent la phthisie, ne sont pas toujours dus à une lésion matérielle de l'estomac.

———

En Angleterre, des travaux très-importants, dus à Wilson Philip, Johnson, Copland, Todd, etc., faisaient voir que la dyspepsie est beaucoup plus fréquente que la gastrite ; et enfin, en France, à partir de 1840, les leçons cliniques de Chomel, de Trousseau, de Beau, mirent ce fait hors de doute.

———

La dyspepsie est un trouble de la fonction, tandis que la gastrite est une altération de texture. Voilà pourquoi la première, même quand elle subsiste pendant un temps assez long, peut se dissiper sous l'action de modificateurs propres, tandis que la seconde ne peut être que palliée. Mais c'est déjà beaucoup que de soulager quand on ne peut guérir.

———

Notre époque a un grand avantage sur sa devancière, c'est d'être en possession de modificateurs vitaux, que nos pères ne connaissaient point, ou du moins qu'ils n'étaient pas parvenus

à dégager de la gangue grossière où la nature les
a ensevelis — comme les métaux précieux dans
le minerai. La médecine a dû en cela suivre la loi
du progrès : Nos premiers parents, pour leur
défense et leurs usages domestiques, ont dû se
servir d'armes et d'instruments de silex; plus
tard, on a trouvé le moyen d'extraire le fer et le
cuivre au moyen de la fusion. On a marié ces
deux métaux et on a obtenu ainsi du bronze.
Puis sont venus l'or et l'argent (hélas! pour divi-
ser les hommes). La même loi de progression
s'est fait sentir en médecine : on a d'abord employé les corps composés, puis sont venus les
corps simples. Qui voudrait encore nous ramener
au quinquina en substance depuis que nous possédons la quinine? Et si cela est, pourquoi n'ap-
pliquerait-on le même principe à tous alcaloïdes?
Les partisans du vieux système prétendent qu'il
faut la plante en substance. Mais pourquoi, alors,
Hufeland a-t-il dit que l'opium est une arme à
deux tranchants, qu'un médecin habile peut seul
manier?

—

Nous savons que tout médecin doit être habile
dans son art; mais peut-il l'être avec des médicaments incertains?

La polypharmacie a sa raison d'être, puisqu'il est rare qu'on n'ait plusieurs indications à remplir; mais encore faut-il que les agents qu'on emploie soient nettement déterminés. D'ailleurs, pourquoi ces mélanges dans lesquels les différents principes se neutralisent mutuellement? Pourquoi la décoction de quinquina ne coupe-t-elle pas, ou sinon que très-difficilement, un accès de fièvre intermittente? C'est que pour cela il faut la quinine et que celle-ci est décomposée par le tannin. La nature n'a pu faire autrement, puisqu'elle ne pouvait multiplier les espèces végétales au delà d'une certaine mesure. Elle a donc placé divers principes dans une même plante, comme plusieurs métaux précieux dans une même gangue.

Mais tous ces principes — tant qu'ils ne sont pas dissous — n'agissent pas les uns sur les autres. En les donnant en infusion ou en décoction, on change donc leurs conditions d'être. C'est l'histoire du quinquina et de toutes les plantes médicinales renfermant — en même temps qu'un alcaloïde — du tannin. De là, la nécessité de donner les principes extractifs seuls ou à la fois, d'après les indications, en écartant toutefois les

principes neutralisateurs. Ainsi quand on administre un alcaloïde, il faut avoir soin d'en éloigner
tout ce qui est tannin. Quant aux actions vitales,
celles-ci ne se neutralisent point mutuellement,
mais elles concourent au même but, c'est-à-dire
le rétablissement de l'équilibre fonctionnel.

—

Dans une des séances de la Société de thérapeutique dosimétrique de Paris, une question
importante a été agitée, et nous devons rendre
grâce à l'honorable membre qui l'a soulevée. En
donnant plusieurs alcaloïdes à la fois fait-on de
la polypharmacie? Comme dans toute discussion,
il s'agit d'abord de s'entendre sur les mots. Que
veut dire le mot *polypharmacie?*—Amalgamer différents médicaments.—Est-ce bien? Est-ce mal?
« Hippocrate dit oui, mais Galien dit non. »

—

Le fait est que cela dépend de la manière dont
a lieu le mélange. Si tout est bien calculé, de manière qu'il n'y ait ni double emploi, ni neutralisa-
tions, et, au contraire, que les différents principes se viennent mutuellement en aide, c'est de
la bonne polypharmacie. Mais c'est au contraire
une détestable polypharmacie que ces mélanges

adultères qu'on rencontre dans la plupart des
prescriptions allopathiques, et qui ont rendu
nécessaire la rédaction d'une pharmacopée offi-
cielle, où le médecin se voit privé de sa liberté
et de sa dignité, et dont certains pharmaciens
abusent pour s'opposer à tout progrès en thérapeutique.

———

L'honorable membre auquel nous faisons allu-
sion, a critiqué l'administration simultanée de
l'aconitine et de la vératrine. C'est cependant là
une règle classique : *Une combinaison de remèdes
similaires produit un effet plus certain, plus prompt
et plus considérable qu'une dose équivalente d'un
remède ou d'une substance unique* (Fordyce). —
Or, l'aconitine et la vératrine sont des remèdes
similaires ; nous ne voyons donc pas ce qu'il y a
d'absurde à les combiner. Ce principe est même
vrai quand il n'y a pas similitude de nature,
mais seulement similitude d'action. Ainsi la quinine augmente la contractilité des vaisseaux, et
le fer leur rétractilité ; voilà pourquoi la combinaison de cet alcaloïde avec un sel de fer est si
utile. Est-ce que, par hasard, Bichat aurait été
absurde en tenant compte à la fois des propriétés
vitales et des propriétés physiques des tissus ?

Mais l'honorable membre ne croit pas à l'efficacité de l'hydro-ferro-cyanate de quinine. Pourquoi voudrait-on exiger de lui plus de confiance dans les autres médicaments composés de la dosimétrie? L'honorable membre veut qu'on s'en tienne à un seul principe, à la fois, parce qu'alors, dit-il, on sait ce qu'on fait. Cette objection n'est pas nouvelle et déjà elle avait été présentée dans un article critique, que le *Répertoire de thérapeutique dosimétrique* a publié en 1872 — car il accueille le pour et le contre, quitte au public médical à juger.

—

Dans cet article (signé par un professeur agrégé honoraire de la Faculté de Paris), il est soutenu précisément la même thèse : que, par conséquent, donner en même temps la morphine et l'hyosciamine est... un non-sens. L'honorable membre auquel nous répondons ici a été moins parlementaire; mais nous lui demanderons si en médecine il n'y a invariablement qu'une seule indication à remplir, ou, en d'autres termes, s'il n'y a qu'un seul symptôme à combattre? A ce titre nous tomberions dans les spécifiques; il y aurait pour les maladies des remèdes *souverains*. Telle ne peut pas avoir été l'intention de l'honorable membre ; et puisqu'il est partisan de l'opium seul, il sait que dans ce suc concret — et souvent grossier — il y a des principes narcotisants et des principes convulsivants. Voilà pourquoi l'opium dans telle circonstance calme et dans telle autre agite. Mais alors n'est-il pas beaucoup plus simple de donner ces principes séparément ou concurremment, selon les indications?

Nous ne pensons pas que nos lecteurs trouvent cette discussion hors de propos ; ils y verront au contraire la preuve combien la méthode dosimétrique est rationnelle et se prête à toutes les exigences de l'art de guérir.

Dr BURGGRAEVE.

DYSPEPSIE

Il n'y a pas de fonctions qui ait une influence aussi générale que la digestion. En effet, la plupart des troubles des autres fonctions peuvent en être la conséquence.

Ainsi, du côté du système nerveux : céphalalgie, vertiges, troubles de la vue, de l'ouïe, des facultés intellectuelles et affectives, de la sensibilité physique et du mouvement, excès ou manque de sommeil.

Du côté de la respiration : oppression, gêne, toux gastrique, enrouement.

Du côté de la circulation : palpitations de cœur, irrégularités du pouls, fièvres digestives.

Du côté des reins : urines troubles, sédimenteuses, goutte, calculs, etc.

Du côté des organes génitaux : affaiblissement du tempérament et même impuissance.

Du côté de la peau : éruptions de toutes espèces.

On voit que c'est à peu près tout le cadre nosologique.

———

Par contre, la dyspepsie peut dépendre des maladies de ces mêmes systèmes organiques ou du moins de leurs troubles fonctionnels : ainsi on l'observe dans l'hystérie, l'hypochondrie, l'hyperémie cérébrale, les maladies chroniques des poumons, la phthisie, les maladies des organes génito-urinaires, la spermatorrhée, les altérations matérielles ou diathésiques du sang; la glyosurie, l'oxalurie, la goutte et le rhumatisme, les diathèses herpétique, syphilitique, la chlorose et l'anémie, les intoxications, etc.

———

Quant à la dyspepsie elle-même, elle peut dépendre d'un simple trouble fonctionnel, *sine materia*, ou lésion organique, ou d'une de ces lésions, soit du canal intestinal lui-même, soit de ses annexes ou de ses enveloppes : maladies du foie, du pancréas, du péritoine, ou bien encore de la présence de vers ou d'un corps étranger.

C'est dans cet ordre que nous allons examiner les dyspepsies.

———

DYSPEPSIES ESSENTIELLES OU SINE MATERIA.

Il ne faut pas jouer sur les mots : on sait fort bien qu'il n'y a pas d'effet sans cause, et, par conséquent, pas de fonction sans organe; mais le mot essentiel ou *sine materia*, s'applique seulement aux modifications momentanées de la circulation et de l'innervation, et non aux altérations de texture, tels que, engorgements, ulcérations, avec production d'éléments morbides ou néoplasmes.

———

Les troubles de la digestion arrivent vite et se dissipent de même, se rattachant à des causes également momentanées, et prennent alors le nom d'embarras gastrique. Le nom de *dyspepsie* ne leur est acquis que lorsqu'ils se répètent à des intervalles plus ou moins rapprochés, quelquefois sans excéder la durée de la digestion.

———

Parmi ces troubles nous devons signaler :

a) La douleur, consistant dans un sentiment de resserrement, pouvant aller jusqu'à la crampe, retentissant dans le dos, ou une sensation de chaleur brûlante. Cette douleur éclate le plus souvent brusquement et occupe le creux épigastrique, à gauche, si c'est le cardia, à droite si c'est le pylore, au milieu, si c'est le corps de l'estomac, augmentée par la digestion stomacale, qui est très-irrégulière, mais cependant possible ;

b) Les battements anormaux dans la région épigastrique, au point de faire croire à l'existence d'un anévrisme du tronc cœliaque ou de l'aorte elle-même ;

c) Des sensations anormales de froid et de chaud ;

d) Une constriction pharyngo-œsophagienne, avec un sentiment d'âcreté, de chaleur et même de brûlure;

e) Des ballonnements par des gaz, des éructations ;

f) Des acides abnormes.

Et enfin les symptômes généraux ou sympathiques que nous avons indiqués plus haut et sur lesquels nous avons maintenant à revenir pour empêcher toute confusion ou erreur de diagnostic.

———

1º Symptômes gastriques cérébraux. — *a*) *Céphalalgie ;* c'est le symptôme le plus fréquent de la dyspepsie. C'est ce qui a fait dire à Baglivi : *Dolores capitis magna ex parte a stomacho fiunt.* C'est ainsi que Chomel a dit également : « Lorsqu'un malade se plaint à moi de céphalalgie habituelle ou fréquente, ma première pensée est d'en chercher le point de départ ailleurs que dans le cerveau ; ma seconde est de le chercher dans l'estomac : or, le plus souvent l'examen attentif de toutes les circonstances du mal de tête confirme cette présomption. »

———

Nous empruntons ici à l'excellent ouvrage de M. le docteur Willième : *Théorie et pratique des dyspepsies,* le tableau suivant de la céphalalgie dyspeptique :

———

La céphalalgie dyspeptique est singulièrement variable quant à ses caractères, son intensité, son siége, et quant au moment précis où elle apparaît ou s'exaspère. Souvent ce n'est pas une véritable douleur ; c'est une simple pesanteur, un léger embarras de tête, ou bien un sentiment de constriction, comme si les deux tempes étaient comprimées dans un étau, une sensation analogue à celle qu'occasionnerait une calotte de plomb. Dans le plus grand nombre des cas, la douleur est réelle, tantôt sourde, tantôt vive ; elle s'élève même souvent au degré d'une migraine intolérable. Son siége le plus ordinaire est la région frontale ou sus-orbitaire, soit d'un seul côté, soit des deux côtés à la fois. De temps en temps, elle se concentre dans l'un des yeux, dont les mouvements deviennent difficiles et provoquent une exaspération plus ou moins vive de souffrance. A cette douleur frontale ou oculaire, se joint ordinairement une sensation de chaleur incommode dans la partie affectée.

—

Quelquefois la douleur est occipitale et se propage à la nuque. Dans certains cas, la douleur s'étend à toute la voûte du crâne et même à toute la tête. Le docteur Child, qui a beaucoup étudié ce symptôme, dit que la céphalalgie frontale ou orbitaire, celle qui a son siége vers les attaches des muscles trapèzes à l'occiput, et celle de la nuque, sont de nature bilieuse : une turgescence du foie avec hyper-sécrétion de cet organe. Ce qui se reconnaît à la couleur jaune de la partie interne des paupières et des sclérotiques. Dans ces cas, la céphalalgie se déclare particulièrement le matin, quand l'estomac est encore encrassé de la digestion de la veille.

La céphalalgie qui se déclare après les repas dépend d'une irritabilité exagérée de l'estomac. Cependant il faut également tenir compte de la susceptibilité morbide du cerveau.

Ces données sont importantes parce qu'elles nous tracent le traitement. Ainsi celui-ci doit consister à faire préalablement le lavage de l'estomac au moyen du Sedlitz Chanteaud (une cuillerée à café dans un demi-verre d'eau et, immédiatement après, un verre d'eau fraîche), ensuite donner la caféine ou son sulfate, toutes les demi-heures 3 ou 4 granules, jusqu'à effet.

———

Pour les personnes qui ont l'estomac fort irritable, on combinera la caféine avec la codéine dans la même proportion.

b) Vertige stomacal. — Nous empruntons encore le tableau de ce phénomène au docteur Willième, qui lui-même s'est inspiré de Trousseau :

———

« Ce symptôme ne présente pas toujours les mêmes caractères, ni la même intensité; parfois le malade le compare à un vide s'opérant dans la tête : il se sent — dit-il — porté de côté; et comme cet accident se produit souvent pendant la marche, il dévie malgré lui de son chemin. Le vertige n'est pas dans ce cas constitué par la sensation spéciale de tournoiement, que l'on regarde en général comme inséparable du phénomène auquel on donne ce nom, il consiste plutôt — si nous nous en rapportons à nos propres impressions — en une espèce d'étourdissement qui vient tout à coup troubler les fonctions du cerveau. D'autres fois le patient croit voir les objets s'agiter, danser, tournoyer sous ses yeux, dans une confusion inexprimable, il se sent menacé d'une chute qu'il n'évite d'ordinaire qu'en saisissant un appui à sa portée. Dans plusieurs cas, il lui semble qu'il est entraîné, emporté vers un précipice effrayant dans lequel viennent s'abîmer tous les objets participant au désordre qu'il s'imagine voir autour de lui. S'il est couché, non-seulement les meubles de sa chambre sont dans une rotation continuelle, mais son lit et lui-même prennent part à ce mouvement. Se met-il sur son séant, regarde-t-il en haut, le vertige augmente. Demeure-t-il immobile, la tête sur son oreiller, les yeux fermés, il diminue notablement ou disparaît. Ce symptôme est donc une sorte d'hallucination du sens de la vue, hallucination susceptible d'affecter les manières d'être les plus variées. »

———

Nous admettons cette manière de voir du docteur Willième, en assimilant ce vertige au mal de mer. Il est évident que c'est lorsque l'estomac contient des matières mucoso-bilieuses, comme le matin lorsqu'il est à jeun, que ce vertige est le plus intense.

———

Il résulte de ce que nous venons de dire que le traitement du vertige stomacal consistera principalement dans le lavage journalier de l'estomac avec le Sedlitz Chanteaud. Aux repas, on fera usage de 3 ou 4 granules de quassine et, au moment de se coucher, 3 granules d'aconitine et 2 granules de sulfate de strychnine, afin de diminuer la susceptibilité des centres nerveux. Nous étions très-sujet au vertige stomacal, dont nous nous sommes complétement débarrassé par ce traitement.

c) *Troubles de la vision et de l'ouïe.* — Les dyspeptiques éprouvent de fréquents troubles de la vision : les uns disent avoir comme un brouillard devant les yeux, d'autres sont atteints, par moments, d'un tel affaiblissement de la puissance visuelle, que certaines occupations, par exemple la lecture et les travaux délicats, leur sont devenues tout à fait impossibles. Plusieurs voient des mouches volantes, des filaments ou des taches noires plus ou moins étendues, ce qui les inquiète beaucoup. Enfin il en est chez qui la rétine est douée d'une sensibilité morbide si prononcée, qu'il leur suffit de porter la vue sur un objet un peu vivement éclairé pour qu'aussitôt ils soient pris de vertiges ou de céphalalgie. Cette susceptibilité excessive de la rétine s'observe particulièrement chez les personnes dont le système nerveux a été surexcité par la fréquente répétition des phénomènes sympathiques provenant d'une dyspepsie.

L'ouïe n'est pas moins souvent affectée que la vue : des bourdonnements d'oreille, l'audition de sifflements, de bruits divers, un certain degré de surdité, tels sont les symptômes principaux que plusieurs médecins ont pu rattacher à la dyspepsie comme à leur véritable cause. »

(Ouvrage cité.)

Nous pouvons confirmer ces assertions par notre expérience personnelle. Quoique ayant un estomac foncièrement bon, nous sommes très-sujet aux mouches volantes, aux tintements d'oreilles, et ces phénomènes prennent leur summum d'intensité quand l'estomac est vide. Nous les diminuons en grande partie en prenant quelques granules d'acide phosphorique et de sulfate de strychnine (3 de chaque le soir) et le matin en pratiquant le lavage intestinal par le sel de Sedlitz Chanteaud.

d) *Troubles des facultés intellectuelles et affectives.* — Ces troubles peuvent aller jusqu'à l'aliénation mentale, il est donc d'une haute importance d'y porter son attention. Nous avons dit que c'est surtout dans l'état de vacuité que l'estomac réagit sur la tête ; or, les aliénés refusent souvent de manger, parce qu'ils n'éprouvent pas la sensation de la faim. On sait également que les jeûnes prolongés donnent lieu à l'état extatique. Le canal intestinal est fortement resserré sur lui-même, et il y a constipation opiniâtre, à moins de paralysie. Mais même dans ce cas, on peut dire qu'il y a contracture des fibres circulaires de l'intestin et paralysie des fibres longitudinales. Voilà pourquoi il faut dans ces cas insister sur l'emploi de l'hyosciamine et de la strychnine (sulfate ou arséniate), et favoriser le glissement péristaltique au moyen de l'huile de ricin mêlé au bouillon.

—

Feu le docteur Bulckens, médecin-inspecteur de la colonie de Gheel, nous fit un jour cette remarque, que l'agitation de ses aliénés provenait surtout de la constipation; nous lui conseillâmes d'employer la médication que nous venons d'indiquer.

—

Toutefois nous admettons que dans l'aliénation mentale il faut faire la part du trouble moral ou de la *phrénopathie*, comme disait Joseph Guislain. Ce trouble nous n'en connaîtrons jamais l'essence, pas plus que de l'âme elle-même; mais on comprend qu'il faut faire la part du corps. *Mens sana in corpore sano*, disaient les anciens; tant il est vrai que le trouble mental est toujours augmenté par le dérangement corporel, surtout la dyspepsie. On comprend combien il doit être impossible à des êtres affaiblis par les souffrances morales de résister aux hallucinations des sens, tels que ceux de la vue et de l'ouïe.

Pascal, qui était un grand génie mais une pauvre

tête, voyait constamment un gouffre béant à côté de
lui, et finit par en perdre la raison.

« Ces troubles sympathiques des fonctions intellectuelles et morales demandent pour se produire une
certaine prédisposition : un système nerveux, fatigué, surexité par des travaux immodérés de l'esprit,
par des émotions trop vives, par des passions trop
ardentes. (Ouv. cité.) »

Cela est vrai, mais suppose une faiblesse native, à
laquelle il faut suppléer de bonne heure par l'acide
phosphorique, l'arséniate de strychnine, l'arséniate de
fer. C'est une espèce de rachitisme étendu à tout l'axe
nerveux cérébro-spinal. Mais il faut, avant tout, veil-
ler à la régularité des fonctions intestinales. L'hypochondrie puise surtout sa source dans le système abdominal, particulièrement dans la veine porte ; mais il y
a également dans cet état insuffisance de crase sanguine. De là, la nécessité d'unir l'arséniate de fer à
l'arséniate de strychnine et à l'acide phosphorique :
1 granule de chaque (trois par trois) aux repas.

*e) Troubles de la sensibilité physique et du mouve-
ment.* — Les dyspeptiques se plaignent en général de
lassitude, qui augmente par le travail de la digestion,
ils sont apathiques et se refusent à tout exercice. Il
faut vaincre cette apathie par la force morale, mais
avoir soin également d'administrer l'acide phosphorique et le sulfate de strychnine, et, en cas d'anémie

— ce qui arrive d'autant plus vite que les digestions se font plus lentement — l'arséniate de fer : 3 granules de chaque, comme dans le cas précédent. — Car si on laisse subsister cette diminution des forces physiques, cela peut aller jusqu'à la paralysie. Il en est de même de la convulsion clonique (chorée, épilepsie).

———

Les dyspeptiques sont très-sensibles au froid : même l'été ils grelottent. D'autres accusent des douleurs erratiques ou fixes dans différentes parties du corps : à la tête, à la poitrine, dans le dos, dans les membres. La plus commune est la névralgie intercostale que Beau a rangée parmi les symptômes primitifs de la dyspepsie ; M. le docteur Willième fait observer que cette névralgie s'observe le plus souvent à gauche, et affecte de préférence les nerfs du sixième et du septième espace intercostal.

———

Selon Johnson, le tic douloureux de la face serait également dû, neuf fois sur dix, à une irritation des nerfs du tube digestif. Il est certain que nous avons souvent fait cesser ces tics par l'administration de l'arséniate de strychnine combiné avec la morphine, tandis que cette dernière seule ne produisait aucun effet.

Il en est de même des douleurs rhumatoïdes des membres. « Dans quelques cas rares — dit Chomel — les membres eux-mêmes deviennent, après chaque repas, le siége d'irritations douloureuses qui sembleraient névralgiques ou rhumatismales si leurs retours, à peu près constants aux heures de la digestion, n'éclairaient sur leur nature. »

Il faut recourir dans ces cas à l'arséniate d'antimoine avec la codéine : 3 granules de chaque, aux repas, et avoir soin d'entretenir la liberté du ventre par le Sedlitz Chanteaud et, au besoin, le podophyllin.

———

f) Sommeil. — Le sommeil chez les dyspeptiques est d'ordinaire troublé par des rêves ou cauchemars, surtout au matin.. Ils ont la bouche sèche et amère, les membres brisés, plus fatigués que la veille. Par contre, le jour ils sont somnolents, surtout après les repas. Évidemment il y a là une atonie de tout le trajet intestinal, qu'il faut vaincre par l'arséniate de strychnine : 3 granules le soir, et, le matin, de très-bonne heure, le Sedlitz Chanteaud. Ce sont des matières accumulées dans le rectum qui pressent sur les vaisseaux hypogastriques et refoulent le sang veineux dans le sinus de la moelle épinière et du cerveau, qui en sont comme asphyxiés.

———

g) Oppression ou gêne de la respiration. — Ces symptômes se déclarent en dehors de toute maladie des poumons, sous forme d'accès coïncidant, chaque fois, avec une mauvaise digestion et disparaissant dès que celle-ci est devenue régulière; ce à quoi il faut aider par les moyens diététiques et thérapeutiques. On donnera donc la quassine au moment des repas et, au besoin, l'arséniate de strychnine.

Il en est de même de l'enrouement et la toux gastriques. Quelquefois on aura recours à l'hydro-ferro-cyanate de quinine, si les accès sont prononcés, et à l'hyosciamine, si les accès prennent la forme angineuse. S'il y a des phénomènes fébriles, on aura recours à l'aconitine. Souvent on sera obligé de combiner ces différents moyens. Ainsi, 1 granule d'arséniate de strychnine 1 granule d'hyosciamine, 1 granule d'aconitine, ou d'hydro-ferro-cyanate de quinine ensemble, toutes les demi-heures, jusqu'à cessation de l'accès.

—

h) Palpitations de cœur. — Ces palpitations sont très-variables quant à leurs caractères, leur intensité, leur durée, l'époque de leur manifestation ou de leur retour. Abercrombie les a supérieurement décrites et distinguées des palpitations dues aux maladies chroniques du cœur. Voici les remarques qu'il a faites à cet égard : 1° le pouls demeure régulier et l'action du cœur normale dans les intervalles qui séparent les attaques ; 2° ces palpitations sont en connexion évidente avec les troubles de l'estomac et s'améliorent par le traitement dirigé contre ces derniers ; 3° c'est après les repas, et tandis que le malade est en repos, que ces palpitations ont une tendance toute particulière à se produire ; 4° elles ne sont pas augmentées mais plutôt diminuées par l'exercice ; 5° elles ne sont pas provoquées par les mouvements du corps, que l'on regarde comme devant influer immédiatement sur la maladie du cœur.

—

Les palpitations sont souvent accompagnées de distension de l'estomac avec tympanite, de lipothymie ou état syncopal. Ce sont ces derniers symptômes qui doivent déterminer le traitement ; surtout de ne pas donner la digitale en substance, sous forme d'infusion ou d'alcoolature, ou, si l'on a recours à la digitaline, l'associer à l'arséniate de fer.

—

Dans la dyspepsie, on observe souvent des battements épigastriques provenant d'une véritable contraction du tronc cœliaque, et qu'on ne peut combattre que par l'hyosciamine et la strychnine : 1 granule de chaque, de demi-heure en demi-heure.

Enfin il existe souvent une véritable fièvre gastrique qui exige l'emploi de l'aconitine.

—

i) Troubles de la sécrétion urinaire. — Dans certaines dyspepsies les urines sont troubles, acides ; on explique même par là les diathèses goutteuses et rhumatismales, qui puisent particulièrement leur source dans des excès de table. Il faut dans ces cas, en même temps que la quassine ou même la strychnine, donner la digitaline et la colchicine : 3 à 4 granules de chaque par jour. Cette influence de la dyspepsie sur la sécrétion urinaire s'explique par la surabondance des matériaux azotés qui ne sont pas complétement brûlés. Il est exact de dire que la plupart des diathèses — non spécifiques — proviennent de l'estomac. On ne saurait donc assez insister sur l'emploi journalier du Sedlitz Chanteaud.

j) Troubles des fonctions de la peau. — Ce que nous venons de dire s'applique également aux fonctions de la peau, qui sont profondément troublées dans la dyspepsie. « Quand je faisais une étude spéciale de la digestion de l'estomac,— dit Corvisart fils,—je voyais constamment les dermatoses canines suivre la fatigue gastrique que mes expériences réitérées amenaient nécessairement chez les animaux fistulés. Nous avons également constaté l'influence des dyspepsies sur les dermatoses. Beaucoup d'eczémas, de couperoses, de lichens, etc., sont dus à des excès de table. Il est vrai que ces excès en entraînent souvent d'autres ; mais la syphilis elle-même est exaspérée par les intempérances. (Voyez les coureurs de bouges)

Les personnes atteintes de dyspepsie ancienne ont généralement la peau sèche, rude, comme parcheminée, d'un aspect terne et sale. Dans tous ces cas, il faut agir sur le sang au moyen du Sedlitz Chanteaud, qui est le rafraîchissant du sang par excellence, puisque non-seulement il neutralise les matériaux âcres ou acides, mais qu'il aide puissamment à la globulisation de ce liquide. Ce sel est d'autant plus utile qu'il est parfaitement toléré par l'estomac, et qu'il restitue à tous les tissus leur fraicheur. Nous pourrions citer comme exemple toutes les personnes qui en prennent habituellement, et le nombre en est grand.

k) Troubles des fonctions génitales.— « *Generaliter*,

dit Baglivi, *stomacho debiles venerei non sunt, imo potius frigidi et impotentes.* Leared prétend que la dyspepsie est susceptible de produire la spermatorrhée, ou tout au moins de l'entretenir. Raison de plus d'insister sur le régime salin et sur l'emploi de l'acide phosphorique et du sulfate de strychnine.

—

Suivant Dick, la dyspepsie engendrerait la torpeur, la débilité de l'utérus et, par suite, la congestion et la subinflammation de cet organe, ainsi que la stérilité. Il est inutile de faire remarquer que la plupart des jeunes personnes qui ont un mauvais estomac sont leucorrhéiques. Il faut donc recourir à la quassine et, au besoin, à la strychnine, tout en combattant les spasmes douloureux par la morphine et l'hyosciamine.

—

Nous devons maintenant mentionner les maladies qui à leur tour peuvent produire la dyspepsie ou du moins y influer.

a) Névroses : *Hystérie, — hypochondrie, — convulsions.*

Si les dyspepsies peuvent produire les affections nerveuses par un mouvement ascendant, c'est-à-dire allant du tube digestif au système cérébro-spinal, on comprend que le mouvement en sens inverse puisse avoir lieu, c'est-à-dire de haut en bas, ou des centres nerveux à la périphérie intestinale. Pour cela il n'est

pas besoin d'humorisme, un simple mouvement molé-
culaire suffit, mais cet ébranlement, en se communi-
quant à l'estomac et ses annexes, produit à son tour
un état humoral qui réagit sur le système nerveux et
complète ainsi le cercle vicieux dans lequel nous voyons
tourner ces maladies : de la névrose à la dyspepsie et
de la dyspepsie à la névrose. Cela est important pour
la pratique, puisque si, d'une part, nous devons tonifier
le système nerveux, de l'autre, nous devons modifier
l'état humoral par les antidyscrasiques.

—

Ce qui caractérise le fond de ces affections c'est
l'état chloro-anémique : expression de fatigue dans
l'ensemble de l'économie, pâleur plus ou moins prononcée de la face, absence de toute augmentation de chaleur à la tête, de toute excitation dans la circulation
des artères temporales. La céphalalgie n'est ordinairement ni générale ni profonde, les symptômes ne
s'exaspèrent nullement par la position déclive de la
tête, et au contraire diminuent par cette position, parce
que le sang afflue alors en plus grande abondance au
cerveau.

La névrose est donc un état d'anémie qui, subsi-
diairement, se fait sentir jusqu'à l'estomac.

La conséquence pratique de ceci, c'est que dans toutes
les dyspepsies chloro-anémiques, il faut recourir à la
strychnine, à l'arséniate de fer, tout en empruntant les
calmants à la morphine, à la cicutine, à l'hyosciamine,
aux cyanures, aux phosphures de zinc, etc. ; et que,
quant à l'estomac, il ne faut jamais le débiliter, mais

au contraire le soutenir par les toniques qui n'irritent
point.

———

b) *Maladies pulmonaires, phthisie*. — Louis a
démontré la fréquence de la dyspepsie dans la tuberculose pulmonaire confirmée; nous pouvons apporter
des faits à l'appui de cette opinion. A l'époque où nous
nous occupions de recherches histologiques sur le tissu
pulmonaire, nous allions souvent chercher des pièces à la
maison pénitentiaire de Gand. Une fois il nous arriva
de faire l'autopsie d'un individu de forme athlétique
dont les poumons étaient littéralement farcis de tubercules. Les renseignements que nous obtînmes sur les
précédents de cet homme, c'est que ce fut par suite
d'un profond chagrin qu'il s'était mis à tousser. Bientôt il s'était déclaré de la dyspepsie, et la phthisie avait
pris une marche galopante.

———

Nous pourrions encore citer comme preuve la fréquence de la dyspepsie dans la nostalgie. En voici un
exemple:

Il y a quelques années, on évacua de l'hôpital militaire de Gand sur l'hôpital civil un militaire qui ayant
obtenu sa libération du service, était trop malade pour
se rendre dans sa famille. Ce jeune homme était éma-
cié et infiltré. Il était très-oppressé et expectorait
abondamment. L'auscultation et la percussion firent
constater des masses tuberculeuses dans la poitrine et
dans le ventre, à l'état de fonte plus ou moins avancée.

Ce que l'autopsie permit de confirmer quelques jours après. Ici encore c'est le chagrin qui avait déterminé la maladie, qui avait commencé par une petite toux, suivie de dyspepsie.

—

On pourrait demander si la dyspepsie n'est pas cause plutôt qu'effet. Mais nous ferons remarquer que la lésion organique de l'estomac n'existe point, alors que celle des poumons est très-marquée. C'est donc celle-ci qui doit être considérée comme la première en date. Mais ensuite la dyspepsie réagit sur la marche de la tuberculose, en appauvrissant le sang et en faisant prédominer les leucocythes ou globules blancs, que nous considérons comme les germes des tuber-bercules.

—

La phthisie est donc aussi souvent de nature morale que physique, et se soustrait ainsi aux ressources de l'art. Quant à la phthisie physique, si elle est acquise, c'est-à-dire due à des causes accidentelles ou professionnelles, on peut encore y parer par un régime substantiel et une thérapeutique appropriée. Ainsi il nous arrive souvent de recevoir dans notre service des enfants employés dans les manufactures de coton et qui, ayant été pris dans les engrenages des machines, ont subi de graves plaies pour lesquelles il faut pratiquer des amputations.

Est-ce la profonde diversion qui se fait dans ces cas? Toujours est-il qu'en soumettant ces malades à une forte alimentation et en leur donnant les toniques minéraux, ils deviennent gros et gras, et que tous les signes de la tuberculose disparaissent.

—

Il n'en est pas de même, malheureusement, quand la phthisie est héréditaire.

—

Il résulte de ce que nous venons de dire que la phthisie est une maladie d'appauvrissement du sang, puisant sa source, tantôt dans les poumons, tantôt dans l'estomac, et qu'il faut y opposer les toniques, surtout les arséniates, comme l'a si bien démontré M. le docteur Papillaud. C'est donc à cette catégorie de médicaments qu'il faut s'adresser, en en composant toute une gamme thérapeutique, selon la prédominance de tels ou tels symptômes. Ainsi l'arséniate de strychnine donne du ton à tous les tissus, — l'arséniate de soude, d'antimoine, vient en aide à la résorption des matières grasses qui constituent le *corpus mortuum* des granulations miliaires, — l'arséniate de quinine modère les frissons qu'on observe dans la période de fonte, — l'arséniate de fer combat l'anémie et parvient quelquefois à changer l'état lymphatique en état sanguin. Mais pour que ces heureux changements puissent s'opérer, il faut rendre à l'estomac son énergie digestive au moyen de la quassine, qui est l'amer qui convient ici spécialement.

—

Quant à l'alimentation, il faut consulter les goûts

et les instincts des malades. Généralement ils ap-
pètent des aliments salés; il faut donc les leur permettre. Ils ont, par contre, une profonde répugnance
pour les substances grasses, qu'ils digèrent difficilement; il ne faut donc pas les abreuver d'huile de
poisson.

***

De même aussi, il ne faut pas les soumettre à un
régime fade ou sucré. De notre temps (je parle de
l'époque où nous faisions nos études), il était un médicament très en vogue dans la phthisie : le *Symphitum
officinale*, plante mucilagineuse qui croît aux bords
des fossés. Les pauvres malades en avaient l'estomac
tout affadi et bientôt ne pouvaient plus manger quoi
que ce fût. La mousse d'Islande convient mieux à
cause de son amertume. Dans ces derniers temps, on
a préconisé le *Sylphium cynereum*, qui est une plante
de la famille des résineux et qui aide ainsi à la cica-
trisation. C'est son seul mérite. Il faut se garder de
tous ces moyens qui ne font qu'affadir l'estomac. C'est
donc aux agents vraiment thérapeutiques qu'il faut
s'adresser : ainsi, aux arséniates, comme modificateurs
causaux; à l'aconitine, à la quinine, comme modificateurs de la fièvre; à la quassine, comme tonique de
l'estomac, etc. Quant aux narcotiques, il faut être
très-sobre dans leur emploi, parce qu'ils ne font qu'éner-
ver le malade. — Un médicament qui nous a toujours
été utile dans la période de consomption ou de fièvre
hectique, c'est l'arséniate de caféine, qui est, comme
on dit, un médicament compensateur, dans ce sens

qu'il ralentit le mouvement de décomposition, par conséquent suppléant à l'insuffisance du mouvement de composition. Il diminue le mouvement fébrile ainsi que les transpirations et diarrhées colliquatives.

—

En résumé, dans toutes les maladies diathésiques, il faut soutenir la vitalité au lieu de l'affaiblir. D'après la théorie de Schrœder Van der Kolk, sur la nature intime de ces dispositions morbides, c'est une modalité fonctionnelle morbide ou une diminution de l'activité du système nerveux qui préside à la nutrition ; la source doit donc en être cherchée dans le grand sympathique ; mais cette portion importante du système nerveux est placée elle-même sous la dépendance de la vie, en tant que force. Quand nous voyons se produire les phénomènes de l'électricité dynamique, il y a également derrière eux une force, que nous pouvons mettre en action, activer, mais non produire. Il en est de même des phénomènes vitaux. Le médecin, avant d'être organicien ou physician, comme disent les Anglais, doit être dynamicien ou vitaliste. C'est ce que tous ne veulent point comprendre, au grand détriment des malades. Tant que la médecine n'aura pas de principes nettement formulés, ce sera un art souvent meurtrier.

—

c) *Maladies des organes génito-urinaires.* — Il n'y a pas d'organe ou d'appareil organique qui exerce une influence plus prochaine sur les fonctions digestives

que les organes ou l'appareil génito-urinaire. Ainsi l'inflammation aiguë des reins, la colique néphrétique, la
maladie de Bright, etc., donnent lieu à des nausées, des vomissements, à un sentiment d'oppression, de poids dans la région épigastrique, accompa-
gné de flatulence, d'acidités, de diarrhée. Il y a là un
consensus nerveux presque immédiat ; mais il faut également tenir compte de l'urémie, toujours très-marquée
dans ce cas, comme dans tout dérangement fonctionnel
des organes uropoïétiques.—Voici comment le docteur
Willième s'exprime à cet égard :

La coexistence de la dyspepsie et des maladies de l'appareil
ovaro-utérin est un fait à peu près constant. Il importe donc
de ne pas perdre de vue cette fréquente corrélation, et d'inter-
roger soigneusement l'utérus et ses annexes chaque fois que
l'on est appelé à donner ses soins à une femme qui accuse
depuis un certain temps des désordres plus ou moins nota-
bles du côté de l'estomac. Découvre-t-on une maladie d'un de
ces organes ou du tissu cellulaire voisin, c'est à elle qu'il
faut s'adresser si l'on veut enlever radicalement la dyspepsie.
Un traitement dirigé uniquement contre cette dernière peut
bien à la vérité l'améliorer, mais si complète que puisse être
cette amélioration, elle n'est qu'éphémère si la maladie utérine demeure stationnaire ou s'aggrave ; la dyspepsie repa-
raît avec la même intensité dès qu'on suspend le traitement. » (Ouv. cité.)

La dysménorrhée et la grossesse sont souvent
cause de dyspepsie, qui ne cesse qu'avec ces deux premiers états.—Il en est de même de la spermatorrhée.
De là les aggravations de cette maladie qui dégénère
souvent en maladie de consomption. Il faut donc dans

tous ces cas soutenir la vitalité par la strychnine, la brucine, en même temps qu'on donnera les modificateurs spéciaux, tels que l'arséniate de fer en cas d'anémie, l'arséniate de soude en cas de néphrite granuleuse; le camphre bromé, le bromure de potassium dans les surexcitations ou hyperesthésies génito-spinales.

ALTÉRATIONS MATÉRIELLES OU DIATHÉSIQUES DU SANG DANS LA DYSPEPSIE.

a) Glycosurie. — On sait que cette diathèse se révèle particulièrement par des dérangements d'estomac, tels que : malaise général, rapports nidoreux, goût aigre à la bouche, de la pesanteur ou une véritable douleur épigastrique, sécheresse de la bouche et de la gorge, salive blanche et écumeuse, etc. La ténacité avec laquelle ces symptômes résistent à tous les rafraîchissants et toniques, doivent appeler l'attention du médecin sur l'état des urines, où il constatera généralement un excès de sucre.

C'est surtout sur le foie qu'il faut agir dans ces cas, par la quassine, la strychnine et un régime alimentaire salin.

Il faut également porter son attention sur la moelle épinière, afin d'y découvrir les points d'irritation et les combattre. On sait que M. Cl. Bernard a produit le diabète artificiel en piquant, sur un animal, le plancher du quatrième ventricule. Depuis, des autopsies ont démontré à différentes reprises l'existence de lésions plus ou moins étendues de cette partie de la moelle épinière. S'il y a des indices d'hyperesthésie spinale, on aura recours aux révulsifs et à la cicutine, au camphre bromé, au bromure de potassium ou à la strychnine, selon qu'il y a des symptômes de spasme ou de relâchement.

—

b) Oxalurie. — Cet état consiste généralement dans une combustion incomplète des matières saccharines. Ainsi nous avons rappelé dans le *Manuel des maladies des enfants*, nos expériences sur de jeunes chiens que nous nourrissions exclusivement de sucre et chez lesquels nous voyions apparaître en peu de jours l'acide oxalique dans les urines. Cette remarque est importante, puisqu'elle nous fait voir le régime à suivre dans la dyspepsie oxalurique : c'est-à-dire un régime tonique et salin : quassine, brucine : 3 ou 4 granules aux repas, sel de Sedlitz le matin ; alimentation variée.

—

C'est une grave erreur de soumettre des malades à un régime exclusif : c'est augmenter encore la faiblesse générale, en privant l'économie de ses principaux éléments de nutrition. Il faut surtout se garder des alcalins, dont on abuse si étrangement dans ces cas, sous prétexte de reconstituer le sang, tandis qu'en réalité on l'appauvrit en diminuant outre mesure sa plasticité.

4.

Nous signalerons également l'abus des stomachiques, tels que rhubarbe, cresson, etc., mais surtout des boissons gazeuses artificielles au lieu des naturelles (et en réalité, le commerce ne fournit que les premières ; nous avons connu un industriel qui a fait sa fortune en fabriquant toutes espèces d'eaux minérales *naturelles*. Mais la fin légitime les moyens : Mercure n'est-il pas le dieu des voleurs ?)

La dyspepsie oxalurique s'annonce particulièrement par des ballonnements de l'estomac, deux ou trois heures après les repas. Quelquefois il existe une véritable gastralgie. Le malade a le sommeil troublé, il a des palpitations, son moral s'en ressent, il devient irascible, morose, quelquefois jusqu'à l'hypochondrie. On donnera dans ces cas l'arséniate de strychnine et l'hyosciamine : 3 à 4 granules de chaque par jour (deux par deux) et le sel de Sedlitz le matin. — Si la peau reste chaude et sèche, on prescrira la vératrine (4 à 6 granules par jour), et si les urines sont rares et mordantes, la digitaline et la colchicine. — Contre les palpitations de cœur, on associera à la digitaline l'arséniate de fer.

Nous ne pouvons approuver, dans la dyspepsie oxalurique, l'emploi des acides minéraux, puisqu'il n'y a déjà que trop d'acidisme. Il est vrai que l'acide chlorhydrique est l'acide propre à l'estomac, mais ce viscère est seul juge de la quantité qu'il doit en produire pour la digestion. En dehors de ces conditions vitales, tout acide a pour effet de ramollir la muqueuse et par conséquent de la rendre incapable de fonctionner.

—

c) Goutte. — Rhumatisme. — Il n'y a pas d'affections qui aient un retentissement plus général que le rhumatisme et la goutte. On peut dire qu'ils enrayent toutes les fonctions, parce que leur principe est essentiellement humoral. En effet, c'est à un acidisme qu'il faut les rapporter, — comme, du reste, la plupart des diathèses, — car il y en a peu qui ne reconnaissent le principe acide pour cause. Mais il faut remonter audelà, c'est-à-dire à une insuffisance de vitalité. La santé est un état bien équilibré : ni au delà ni en deçà ; ni acidisme, ni alcalinisme ; mais un état neutre. Nous ne savons pourquoi on a fait de ce mot *neutre* un indice d'impuissance. La nature manifeste-t-elle sa puissance par les orages? N'est-ce pas, au contraire, parce que l'équilibre naturel est détruit?

—

Quoi qu'il en soit, on peut dire que la goutte et le rhumatisme sont à la fois cause et effet de la dyspepsie : cause, parce que les principes goutteux mal élaborés et non éliminés de l'économie, agissent sur tous les tissus et par conséquent sur l'estomac luimême ; effet, parce que l'estomac, par une mauvaise élaboration des matériaux de la nutrition, donne lieu à l'acidisme, c'est-à-dire à une combustion nutritive incomplète.

Il y a deux espèces de goutte, comme deux espèces de rhumatismes : celle résultant d'excès de table et par conséquent d'un relâchement de l'estomac, et celle provenant de la suppression accidentelle des fonctions d'élimination des reins et de la peau, et par conséquent retenant dans l'économie les principes uriques et sudoriques. L'une et l'autre peut être cause ou effet, selon les conditions dans lesquelles elle se produit.

———

On ne saurait dire que chez le goutteux ou le rhumatisant la dyspepsie ne saurait venir à naître en dehors de ces diathèses, mais c'est le contraire qui a lieu le plus souvent. Ainsi des douleurs goutteuses ou rhumatismales venant à disparaître au moment où les fonctions digestives se dérangent, il y a dix à parier contre un que ce dérangement est de nature diathésique, même quand il existerait des causes occasionnelles qui dans d'autres circonstances seraient passées comme non aperçues ou n'auraient eu qu'un effet momentané.

———

C'est également l'avis d'un médecin distingué, feu le professeur François, de Louvain : « Des individus sujets à des douleurs de rhumatisme articulaire vague, ou musculaires, plus ou moins continues et d'ailleurs plus intenses, et n'en ayant plus ressenti les atteintes depuis un certain temps, sont pris à dater de cette époque d'un dérangement des fonctions digestives, qui se caractérisent par les symptômes suivants : perte d'appétit, de goût pour les aliments, gêne et pesan-

teur plutôt que douleur de l'estomac, digestions labo-
rieuses, lentes, accompagnées d'une extrême anxiété,
développement et émission d'une énorme quantité de
gaz inodores, surtout par le haut, ces gaz se renou-
velant sans cesse ; constipation opiniâtre, sécheresse
et aridité de la peau — qui paraît en quelques cas
avoir aussi perdu sa sensibilité, tandis que précédem-
ment elle était souple et se recouvrait facilement de
sueur ; amaigrissement plus ou moins considérable,
mais sans fièvre et, semble-t-il, par le seul fait de
l'abstinence, car les malades préfèrent se passer de
nourriture que de s'exposer aux incommodités qu'elle
leur occasionne. »

Le traitement doit consister ici dans l'emploi journalier du sel de Sedlitz ; dans l'administration de l'arséniate de soude ou de l'arséniate d'antimoine, de la
colchicine, de l'acide benzoïque et du benzoate de
lithine, comme *dominante*, et, comme *variante*, dans
l'usage de la strychnine (sulfate, arséniate), de la morphine, de l'hyosciamine, contre les douleurs et spasmes
gastralgiques. S'il se déclare des symptômes métasta-
tiques du côté du cœur : pulsations irrégulières du
pouls, on n'hésitera pas un instant de donner la digitaline et l'arséniate de fer (4 à 6 granules de chaque
par jour, deux par deux). Enfin, si la fièvre continue
à s'en mêler, on aura recours à l'aconitine ou à la vératrine, quelquefois ensemble : 1 granule toutes les
demi-heures jusqu'à retour du pouls et de la chaleur à
l'état normal. En cas d'intermittence, on passera à la

quinine (arséniate, hydro-ferro cyanate). On peut donc
dire que nulle médication n'est aussi variée et ne présente autant de ressources que la dosimétrie. Les antiphlogistiques, — surtout les déplétions sanguines, —
seraient mortels dans ces cas ; et quant aux remèdes
violents de l'allopathie, ils n'ont d'autre effet que de
hâter les désordres locaux.

—

d) Diathèse herpétique. — A moins d'irritants locaux (tels que les rubéfiants), les dartroses sont l'effet
d'une cause interne ou diathésique ; aussi lorsqu'elles
viennent à se supprimer brusquement, voit-on se décla-
rer des irritations internes que les anciens avaient at-
tribuées à une métastase, tandis qu'ils sont l'effet de
la non-élimination du principe morbide par la peau.
Il peut se faire cependant qu'il y ait simplement dépla-
cement de l'irritation, sans nul germe humoral. Aussi
nous ferons remarquer qu'il y a danger d'irriter la
peau chez les sujets très-irritables : comme par les
vésicatoires qui, dans les maladies chroniques, surtout
de la poitrine, font plus de mal que de bien.

—

C'est ainsi encore que dans la gale, à laquelle les anciens ont fait jouer un si grand rôle sous le nom de
psore, il se produit des phlogoses internes par la
simple irritation de la peau, due à des traitements
violents.

On rapporte que lorsque Napoléon Ier présenta les
premiers symptômes de l'hépatite dont il mourut plus
tard sur le rocher de Sainte-Hélène « *Immortale*

jecur ! » on se souvint, qu'étant jeune, il avait eu la gale ; on lui endossa la chemise d'un galeux pour faire revenir l'éruption. — La gale survint en effet, mais une gale nouvelle, n'ayant rien de commun avec sa gale ancienne, et qui n'exerça sur l'hépatite aucune influence, — si tant est qu'elle ne l'ait augmentée.

—

Le traitement de la dyspepsie herpétique consistera principalement dans l'emploi journalier du Sedlitz Chanteaud, avec les arséniates de soude, d'antimoine, comme *dominante*, et la strychnine, la codéine, l'hyosciamine, comme *variante*.

e) Diathèse syphilitique. — Trousseau cite l'histoire d'une jeune femme atteinte d'une diarrhée chronique depuis treize mois, diarrhée qui se compliqua d'une lientérie, de gastralgie, et de vomissements, et qui fut guérie par un traitement mercuriel, après avoir résisté à une foule d'autres remèdes.

M. le docteur Willième cite un cas analogue :

« Nous donnions des soins, depuis plus d'un an, à une personne d'une trentaine d'années, non mariée, pour une dyspepsie qui se caractérisait par des aigreurs, des vomissements et surtout par de fréquentes diarrhées bilieuses. Survint un rhumatisme articulaire aigu, peu intense, et qui se termina, au bout de trois semaines, par la guérison. Toutefois l'emploi des moyens les plus actifs ne réussit pas à calmer complétement les douleurs encore assez vives qui continuaient à se faire sentir dans les deux articulations tibio-tarsiennes, bien qu'il n'existât à leur niveau ni tuméfaction, ni rougeur. Nous restions très-indécis sur la cause de cette résistance du mal lorsqu'un beau jour notre malade nous dit souffrir au bras droit. Nous trouvâmes à l'examen de la partie, une tumeur périostique sur la crête du cubitus. Cette découverte, dont l'importance était encore augmentée par cet autre fait, que la mère de cette personne accusait aussi depuis quelque temps des douleurs dans les articulations, nous fit supposer que nous avions affaire à des accidents syphilitiques. Le traitement fut commencé avec de petites doses de proto-iodure de mercure, et continué avec l'iodure de potassium. Non-seulement la tumeur et les douleurs disparurent, mais la dyspepsie, qui s'était montrée jusque-là si opiniâtre, fut radicalement guérie. „ (Ouv. cité.)

—

Nous ne voudrions pas cependant qu'on poussât ces présomptions trop loin. *Post hoc, ergo propter hoc*, est souvent un mauvais principe. M. le docteur Willième a constaté une tumeur périostique, mais il n'en a pas établi la nature. Était-ce une périostite simple, ou une gomme? On sait que l'une et l'autre se dissipent sous l'influence du proto-iodure mercuriel, qui est tout aussi bien un fondant qu'un spécifique. Le résultat du traitement ne prouve donc absolument rien. Pour que la maladie soit réputée syphilitique, il faut que la diathèse existe. Quant au fait de la disparition de la diarrhée, il ne prouve également qu'une chose, c'est que probablement on avait trop insisté sur l'emploi des moyens allopathiques. Le lavage par le sel Chanteaud, la strychnine, l'hyosciamine et, au besoin, l'acide tannique donnés dosimétriquement auraient probablement eu le même résultat. Cependant nous ne contestons pas l'action curative du proto-iodure mercuriel donné à petites doses, pas plus que de l'iodure de potassium.

—

f) Chloro-anémie. — Ici la dyspepsie peut également

être cause ou effet, dans ce sens que la digestion dérangée ou incomplète, ne verse plus dans le torrent circulatoire les éléments nécessaires à sa rénovation, comme on l'observe dans des temps de famine, ou bien parce que l'hématopoïèse ayant été amoindrie par suite de circonstances physiques ou morales, le sang n'est plus assez vivifiant, et par conséquent provoque des révoltes dans des divers organes. Ainsi dans l'anémie cérébrale, nous voyons survenir des convulsions. Il en est de même des gastralgies dans l'anémie de l'estomac, des métralgies, dans l'anémie utérine.

Il résulte de cet exposé que dans la dyspepsie chloro-anémique il faut avant tout reconstituer le sang, non-seulement matériellement mais vitalement, par conséquent, donner en même temps l'arséniate de strychnine et l'arséniate de fer. Ce que Trousseau et Pidoux accordent au fer seul doit se rapporter à ces deux modificateurs réunis.

On nous permettra d'entrer ici dans quelques considérations sur les points de l'économie où a lieu la conversion des globules blancs en globules rouges. Cette conversion commence dans les ganglions du mésentère, se continue dans le foie et s'achève dans les poumons. Mais indépendamment de ces points centraux, chaque organe y contribue par son activité propre, et parmi ces derniers le système utéro-ovarique a une part prépondérante. On pourrait en dire autant des testicules. L'influence sexuelle est donc ici toute-puissante, et on comprend comment les organes sexuels exercent leur action sur l'organisme tout entier. Tant que ces organes dorment, il n'y a pas, à proprement parler, de tempérament. On ne comprend même pas ce mot *tempérament*, puisqu'il s'agit d'une excitation générale ou coup de fouet.

Où nous voulons en venir, c'est que quand ce coup de fouet manque, il faut le donner par l'arséniate de strychnine et l'arséniate de fer, qui feront cesser en même temps la chloro-anémie et la dyspepsie.

INTOXICATIONS. — Nous devons placer ici en première ligne l'intoxication saturnine, qui peut exister sous forme : *a*) de crampes de l'estomac, de l'intestin ; *b*) de douleurs articulaires ; *c*) de paralysies, de sensibilité et de myotilité ; *d*) de douleurs de tête, avec coma, délire, convulsions et même une véritable démence.

Dans les crampes saturnines il y a constamment des phénomènes de spasme et de paralysie, et c'est parce qu'on n'a pas distingué, généralement, ces deux facteurs de la maladie, qu'on n'est pas parvenu à guérir cette dernière.

Il faut donc combiner l'hyosciamine et la strychnine, en même temps qu'on donne les mucilagineux ou les huileux.

L'observation suivante démontre l'exactitude de ce que nous venons d'avancer.

Observation. — Un ouvrier, peintre de son métier, était en traitement à l'hôpital civil de Gand, pour des coliques saturnines auxquelles on avait opposé vainement les drastiques et l'opium. Dans un accès de crampes, il se produisit une hernie sur la ligne blanche abdominale, au-dessus de l'ombilic, hernie maronnée qui ne tarda pas à s'étrangler. Je fus appelé à dix heures du soir auprès du malade et, ayant constaté l'étranglement, je procédai immédiatement à l'opération de la kélotomie. M'étant assuré de la rentrée de l'intestin dans l'abdomen, je fis la réunion par première intension, et prescrivis l'hyosciamine : 1 granule toutes les demi-heures avec une cuillerée à café d'huile de ricin. A ma visite du matin, aucune garde-robe n'avait été obtenue, mais les symptômes d'étranglement n'étaient pas revenus. Je me dis alors que probablement il y avait paralysie de l'intestin, en même temps que spasme, et fis ajouter à l'hyosciamine la strychnine (sulfate) : 1 granule de chaque toutes les demi-heures, avec de l'huile de ricin. Au bout de trois quarts d'heure, la débâcle se produisait.

Cette observation prouve que la dyspepsie saturnine exige l'emploi de l'hyosciamine pour lever le spasme intestinal, et de la strychnine pour combattre la paralysie.

Mais cette cure n'est que palliative ; pour la rendre définitive, il faut recourir aux bains de vapeur sulfhydriques. Dans ces bains, il se forme à la surface de la peau un enduit grisâtre qui n'est autre que du sulfure de plomb, et, au bout de quelques bains, l'économie est complétement débarrassée. Dans les intoxications mercurielles, ce sont les bains de vapeurs iodées qui conviennent.

DYSPEPSIES ORGANIQUES.

a) Gastrite aiguë.— La gastrite, à laquelle Broussais avait rapporté la plupart des maladies, a, en effet, dans toute l'économie, un retentissement qu'on ne saurait méconnaître, tandis que ses symptômes propres sont d'autant moins marqués que l'inflammation est plus intense et, par conséquent, que le malade est plus près de la mort.

L'illustre auteur de la médecine physiologique a donc rendu un immense service à l'humanité en faisant la part de cette inflammation dans l'adynamie générale, tandis que Brown n'envisageait que cette dernière.

En laissant en dehors l'état miasmatique ou typhoïde, il est certain que dans la gastrite aiguë il y a une concentration de toute la vitalité sur l'estomac, qui fait qu'elle se retire des autres organes et produit ainsi ces phénomènes adynamiques sur la nature desquels le médecin écossais s'était mépris, au point de leur opposer un traitement incendiaire.

La période du broussaïsme a eu, du moins, cet effet de rendre la gastrite aiguë moins fréquente.

En effet, elle ne s'observe plus qu'accidentellement comme à la suite de violences, de l'ingestion de substances irritantes, d'empoisonnements, etc. Ce qui la distingue, c'est l'intensité de la douleur, qui ne saurait persister longtemps sans amener une sorte d'asphyxie nerveuse. De là, la face grippée, la petitesse du pouls, le refroidissement de la peau, les crampes, le sentiment de brûlant, la soif, etc., comme on l'observe dans le choléra indien, quoique dans ce dernier il faille tenir compte de la cause miasmatique.

———

La gastrite aiguë a ceci d'insidieux, que les symptômes locaux s'effacent à mesure que les symptômes généraux se prononcent davantage, et que ces derniers se présentent sous la forme adynamique.

Le traitement doit consister ici dans l'application des sangsues, d'émollients et surtout dans l'abstention de toute alimentation et de tout médicament allopathique. Ce n'est que lorsque la réaction se sera faite, c'est-à-dire que la chaleur sera revenue à la périphérie, qu'on la calmera, si c'est nécessaire, par de petites doses de morphine (chlorhydrate) et d'hyosciamine : 1 granule de chaque toutes les heures, en même temps qu'une potion émolliente, mais en très-petite quantité. Si le malade demande de l'eau fraîche, on la lui donnera par gorgées. De petits morceaux de glace qu'on laisse fondre dans la bouche calmeront la soif ; mais il faut faire attention s'ils n'augmentent pas la dou-

leur par cause rhumatismale ; surtout si c'est la tunique
fibreuse de l'estomac qui a été atteinte.

———

b) Gastrite chronique. — Dans sa forme subaiguë
ou chronique, la gastrite a des symptômes plus localisés
que la gastrite aiguë, c'est-à-dire qu'elle se caractérise
par une douleur fixe, augmentée à la pression, surtout quand c'est la séreuse qui est atteinte. C'est cette
persistance de la douleur qui distingue la gastrite chronique de la dyspepsie essentielle ou *sine materia*. A
l'autopsie, on trouvera des lésions qu'on n'observe
point dans cette dernière, telles que injections de la muqueuse, soit générale, soit par plaques, d'un rouge
brun ou ardoisé, allant parfois jusqu'au noir ; puis, tous
les désordres organiques dus aux inflammations, tels
que ramollissements, hypertrophies, ulcérations, hété-
romorphies, d'après la durée de l'affection. Quant aux
symptômes, ils sont à peu près les mêmes que dans les
dyspepsies essentielles, de sorte qu'il faut beaucoup
de tact au médecin pour les reconnaître.

———

Nous donnons ici, d'après le docteur Willième, les
signes différentiels les plus marqués :

GASTRITE CHRONIQUE.	DYSPEPSIE ESSENTIELLE.
Langue toujours plus ou moins modifiée ; parfois rouge et sèche ; d'autres fois large, humide et recouverte d'un enduit très-épais, blanc ou légèrement jaunâtre.	Langue naturelle ou à peine modifiée.

Appétit diminué, souvent nul, même remplacé par du dégoût pour les aliments.

Gêne et malaise immédiatement après l'ingestion des substances les plus digestibles et qui paraissent le mieux appropriées à l'état de l'estomac; puis augmentation de la chaleur au niveau de l'épigastre, — nausées habituelles, assez souvent vomissements alimentaires ou bilieux.

Vomissement, à marche parallèle à celle de la maladie, augmentant et diminuant d'intensité dans la même mesure que cette dernière.

Douleurs épigastriques péu vives mais continues, s'exaspérant par la pression et l'ingestion des aliments, surtout solides.

Fièvre fréquente, se déclarant sous l'influence des moindres causes occasionnelles, et pouvant alors se montrer sous la forme continue pour un temps plus ou moins long.

Amaigrissement progressif, parfois très-rapide.

Face plus ou moins altérée, de couleur terne, exprimant la souffrance.

Appétit souvent conservé, parfois augmenté, ordinairement irrégulier et capricieux.

Gêne et malaise nul ou très-peu marqué, souvent même bien-être momentané après la prise d'une quantité modérée d'aliments bien choisis. — Chaleur épigastrique nulle. — Nausées, vomissements par exception.

Vomissements à marche irrégulière, n'ayant aucun rapport avec la marche des autres phénomènes dyspeptiques.

Douleurs épigastriques éveillées par le travail de la digestion, pouvant revêtir les caractères d'une violente cardialgie, fréquemment soulagées par la pression, disparaissant entièrement dans l'intervalle des repas.

Fièvre nulle ou se bornant à quelques phénomènes d'excitation pendant les digestions.

Embonpoint généralement conservé ou amaigrissement très-lent.

Face peu ou point altérée, conservant généralement son teint et sa fraîcheur.

Les désordres de la gastrite chronique dépendent généralement des causes qui les ont amenés. Distinguons ainsi :

1° Le ramollissement pultacé qu'on observe chez les

buveurs de spiritueux, et qui, selon la remarque de Corvisart, occupe la grande courbure de l'estomac. Nous l'avons observé le long de la petite courbure, dans un cas que nous croyons devoir rapporter ici, à cause do son étrangeté.

Un officier de santé, adonné aux boissons alcooliques, se plaignait de douleurs épigastriques, quelquefois fort intenses. Un jour, après son repas, il tomba comme foudroyé, et tout son corps se mit à gonfler, comme un mannequin en baudruche. A mesure que l'emphysème s'étendait, le malade avalait l'air, avec un bruit de pompe aspirante. Au bout de quelque temps, la mort survint par asphyxie. A l'autopsie, nous trouvâmes une déchirure de la petite courbure de l'estomac, entre les feuillets de l'épiploon gastrohépatique, et toute la muqueuse ayant subi le ramollissement pultacé.

Ce cas, peut-être lo seul relaté, prouve le danger des boissons alcooliques, et nous voudrions qu'il pût être mis sous les yeux de tous ceux qui croyant y trouver une source de force, y puisent au contraire la cause d'une mort prématurée. Nous reviendrons sur ce sujet au chapitre de la prophylaxie.

2° *Ulcères simples de l'estomac.* — L'ulcère simple de l'estomac peut parcourir toutes ses périodes jusqu'à la perforation exclusivement, sans trouble sensible de la digestion. C'est là son danger, puisque c'est un ennemi occulte qui se découvre à son heure.

Ainsi que l'a fait observer le célèbre médecin Abercrombie, les symptômes de l'ulcère simple de l'estomac
ne dépassent pas ceux d'une dyspepsie ordinaire. Les
malades éprouvent, au moment de la digestion, du
malaise, de la pesanteur, de la distension gazeuse
et des tiraillements plus ou moins vifs dans la région
épigastrique. « A ces phènomènes, dit le docteur
Willième, viennent se joindre de fréquentes éructations et un pyrosis incommode, qui rendent plus complète encore la ressemblance avec la dyspepsie
simple. L'appétit est aussi le plus souvent conservé ;
si le malade redoute de manger, c'est à cause de
l'augmentation de la souffrance qui suit l'ingestion des
aliments et dure aussi longtemps que ceux-ci n'ont pas
été vomis ou qu'ils n'ont pas dépassé l'estomac. »

—

Ces symptômes sont évidemment insuffisants pour
se prononcer sur l'existence d'un ulcère simple ; aussi
sont-ils généralement considérés, vu la fréquence de
cette affection, comme une dyspepsie gastralgique. On
pourrait cependant, même à cette époque, soupçonner
parfois la nature et la gravité du mal. La douleur de
l'ulcère a, en effet, dans bon nombre de cas, des caractères qui diffèrent de ceux de la gastralgie purement
dyspeptique ; ils consistent, dans le principe, en un
sentiment de pesanteur ou de constriction siégeant au
niveau de l'épigastre ; elle se transforme peu à peu en
un sentiment de brûlure, en une douleur corrosive
que les malades comparent à celle d'une plaie dont la
surface a été irritée par l'application d'un caustique.

Rarement, ou même jamais, comme le fait observer Brinton, ils ne la disent lancinante ou pongitive. Elle est ordinairement circonscrite dans un espace très-limité du creux épigastrique, au centre de cette région ou vers le bord des cartilages costaux, principalement du côté gauche (Dahlerup). Elle est fréquemment accompagnée d'un point dorsal (Cruveilhier), qui a, en général, la même fixité et les mêmes caractères ; cette douleur est souvent moins vive, plus tolérable dans tel ou tel décubitus que dans tous les autres. Elle est à peu près constamment augmentée par l'ingestion d'aliments, et la pression. L'exacerbation provoquée par cette dernière se prolonge toujours au delà du temps où elle a été exercée. Cette sensibilité est parfois si exagérée à l'endroit où se fait sentir la douleur, qu'on pourrait la comparer à celle de la péritonite. » (Ouv. cité.)

C'est qu'en effet l'irritation s'étend au péritoine, et c'est même là l'indice de la perforation prochaine de l'ulcère. Heureusement que la nature provoque des adhérences.

Un des caractères de l'ulcère simple, ce sont les intervalles qui existent souvent entre les crises douloureuses. Nous avons eu occasion d'observer dernièrement un malade chez lequel ces intervalles étaient de quinze jours et même de trois semaines, pendant lesquels on pourrait le croire guéri, si une expérience de deux à trois années n'interdisait cette illusion. Heureusement qu'il ignore la gravité de son mal, et il y aurait de la cruauté à la lui faire connaitre. Dans ces instants de répit, il digère même les susbtances qui avant lui auraient été indigestes.

—

Une douleur d'estomac qui présente ces particularités doit donc être regardée comme dépendante d'un ulcère simple. A ce signe vient se joindre un grand amaigrissement, mais, comme le dit fort bien Brinton, pour être autorisé à formuler une opinion décisive à cet égard, il faut qu'à la douleur spéciale, brûlante, térébrante, viennent se joindre de fréquents vomissements, du sang rouge dans les matières vomies et les selles, c'est-à-dire tous les signes annonçant une érosion de tissus.

—

Quel est le traitement efficace dans ce cas? Sans doute ce serait celui des ulcères en général, si l'on pouvait y atteindre. Nous avons quelquefois essayé des pilules de nitrate d'argent; malheureusement l'incertitude d'atteindre le siége du mal oblige de renoncer à cette médication. Le plus simple, c'est de s'en tenir aux palliatifs, c'est-à-dire une bonne hygiène. On peut cependant diminuer les crises par l'emploi journalier de la codéine et de l'iodoforme : 2 ou 3 granules de chaque aux repas.

—

L'ulcère simple de l'estomac est plus fréquent qu'on ne le croit généralement. Chambers l'a rencontré dans la proportion de 2 p. c. sur un nombre donné d'autopsies; mais ce chiffre peu élevé doit faire supposer, qu'il n'a pas tenu compte d'ulcères cicatrisés. Gardner, Habershon, H. Jones, ont trouvé la proportion de 3 1/2 p. c.; Brinton et Jakson, 5 p. c.; Dittrisch, 6 p. c.; Willigk, de Prague, 8 1/2 p. c.; Dahlerup, 13 p. c.

—

Ces différences de nombre prouvent qu'on ne saurait faire grand cas de la statistique dans une science où tout est individuel. Il est certain que les lésions de l'estomac dépendent de la manière de vivre, et qu'elles sont plus nombreuses dans les pays où l'on est intempérant que dans les pays où règne la sobriété. Sous ce rapport le Nord présente plus d'ulcérations d'estomac que le Midi.

—

3° *Cancer de l'estomac.* — Le cancer de l'estomac puise sa source, tantôt dans un ulcère simple, tantôt dans un squirrhe. Le diagnostic est donc fort obscur au début. Les symptômes diathésiques ne se prononcent que fort tard, quand déjà il y a cachexie cancéreuse.

—

Le cancer confirmé se décèle par des douleurs lancinantes. A la palpation, on constate les tissus ambiants indurés. Plus tard, les matières vomies sont mêlées de sang décomposé. Les malades ont énormément maigri et présentent un teint parcheminé.

Beaucoup de médecins considèrent comme un cancer diffus de l'estomac ou *cancer en nappe*, l'induration des parois de l'estomac, que W. Brinton a décrite sous le nom de *cirrhose* ou *linite plastique*, et qui a été considérée par Andral, Trousseau et les auteurs du *Compendium de médecine pratique*, comme un des effets de la gastrite chronique. Les recherches microscopiques démontrent qu'il s'agit dans ces cas d'un tissu de nouvelle formation ou néoplasme de nature non cancéreuse.

Qui dit néoplasme, dit une production peu consistante, sujette à se ramollir, à s'ulcérer et qui ainsi met les nerfs à nu et produit des douleurs fort vives, comme dans tout cancer. Ces douleurs sont constantes, rongeantes, et il ne faut pas les confondre avec les douleurs lancinantes du squirrhe, dues à la pression exercée sur les filets nerveux, comme dans le cor au pied, par exemple; ces douleurs n'ont donc rien de spécifique.

Dans le cancer du cardia — avant l'ulcération — le malade éprouve une grande difficulté à la fin de l'ingurgitation. Quelquefois les aliments s'arrêtent au bas de l'œsophage, comme dans une espèce de jabot, et les vomissements ont lieu par régurgitation.

Dans le cancer du pylore — toujours avant l'ulcération — la difficulté se présente pendant la digestion stomacale, les aliments ne pouvant passer dans le duodénum au fur et à mesure de leur chylification. L'organe se trouve donc douloureusement distendu. Les vomissements, d'abord peu fréquents, augmentent à mesure que la distension du viscère fait des progrès, et on constate une tumeur plus ou moins considérable.

———

Le traitement du cancer de l'estomac ne saurait être que palliatif. Les malades se trouveront bien du lavage journalier avec le Sedlitz Chanteaud, et de l'emploi de quelques granules de cicutine, de codéine et de quassine : 1 de chaque au moment des repas.

———

4° *Maladies du pancréas.* — Le voisinage du pancréas avec l'estomac fait qu'on confond souvent les tumeurs ou dégénérescences de cet organe avec celle du premier. Nous devons donc entrer ici dans quelques considérations physiologico-pathologiques qui permettront au praticien d'asseoir son diagnostic.

———

On sait que le pancréas est le système salivaire abdominal et que sous ce rapport ses usages sont les mêmes que ceux des glandes salivaires buccales. Nous n'avons donc qu'à reproduire les expériences des ·physiologistes à cet égard. Le fluide pancréatique a des propriétés dissolvantes comme la salive, et il est probable que son office est surtout d'émulsionner la graisse et de favoriser ainsi la chylose.

Il faut ajouter à cette fonction, celle de neutraliser l'acide de l'estomac. Le chyme, au moment de son entrée dans le duodénum, est acide, et cette acidité disparaît sous l'action combinée des sécrétions biliaires et pancréatique. Il se produit une double décomposition : celle de la bile et celle du chyme, qui, dépouillé de son acide, se trouve dans de bonnes conditions d'absorption pour produire le chyle.

———

Il résulte de ces actes physiologico-chimiques que lorsque le pancréas, par suite de maladie organique, cesse de sécréter son liquide, à la fois délayant et neutralisateur, le chyme reste acide, et il se produit une dyspepsie intestinale acide, analogue à celle de l'estomac. Cette dyspepsie ne peut être corrigée que par le lavage intestinal avec le Sedlitz Chanteaud et l'emploi de l'arséniate de soude, afin de suppléer à l'insuffisance pancréatique.

———

5° *Maladies du foie.* — Ce que nous venons de dire des maladies du pancréas s'applique également à celles du foie. Cet organe se trouve relié d'une manière tellement intime à l'estomac qu'il est impossible que les affections de ces organes ne réagissent les uns sur les autres. C'est ce que Broussais avait parfaitement compris en admettant les inflammations *gastro-hépathiques*.

———

On sait que, dans les calculs biliaires, il existe des vomissements très-tenaces qui occasionnent de vives douleurs aux malades et qu'on ne calme que par l'hyosciamine et la strychnine, comme la gastralgie dyspeptique. Selon Trousseau les douleurs ou élancements qu'on ressent dans le foie, sans aucun changement dans les dimensions de cet organe, sont dues, quatre-vingt dix-neuf fois sur cent, à des calculs biliaires. La proportion est peut être exagérée, car il faut également admettre les névralgies simples du foie, et ces névralgies ont le caractère des névralgies dyspeptiques. Andral, dans sa *Clinique*, rapporte l'histoire d'un malade chez qui le diagnostic resta indécis, bien que selon toutes les probabilités il ne fut atteint que de légères coliques hépatiques.

—

Quand ces coliques prennent un certain degré de violence, les malades se plaignent, au creux de l'estomac, d'une douleur ordinairement vive après le repas, durant quelques heures, et s'accompagnant de vomissements, d'abord alimentaires, puis muqueux. L'examen du foie fait voir que cet organe augmente de volume pendant la douleur, par une sorte de turgescence. Les accès douloureux sont habituellement suivis de perte d'appétit, d'un peu de fièvre et d'un peu de sensibilité de l'hypochondre droit. Il faut dans ce cas administrer l'aconitine, soit seule, soit associée avec la strychnine et l'hyosciamine. Si la fièvre prend une marche rémittente ou intermittente, on aura recours à l'hydro-ferro-cyanate de quinine.

—

Un caractère pathognomonique qui pourra mettre

sur la voie les affections hépatiques, c'est leur propa-
gation vers l'épaule droite, si elles occupent la surface
supérieure de l'organe, et vers la fosse iliaque du
même côté, si c'est la surface inférieure.

6° *Affections de la rate.* — Ces affections sont
généralement accompagnées de nausées ou de vomissements, et les mêmes distinctions doivent être faites
que pour le foie. Les irradiations vers l'épaule gauche
et vers le rein et la région inguinale du même côté
mettront le praticien sur la voie. Il y aura en outre
ce teint terreux propre aux maladies de la rate. Le
traitement consistera également dans l'administration
de la strychnine et de l'hyosciamine, afin de faire
cesser les douleurs gastralgiques, les nausées et les
vomissements. On aura soin de procéder préalablement au lavage de l'estomac par le Sedlitz Chanteaud.

7° *Affections du péritoine.* — Notons ici tout
d'abord la péritonite nerveuse qu'on pourrait prendre
pour une péritonite inflammatoire, tant il y a de ressemblance entre les symptômes. Nous en avons donné
des exemples remarquables dans le *Manuel des maladies des femmes.* Ces péritonites ayant une forme
d'accès, il faut les combattre par l'hydro-ferro-cyanate
de quinine et l'hyosciamine, l'hyosciamine, s'il existe
du hoquet et des vomissements.

Ces cas sont tellement tranchés qu'il est difficile

de les confondre avec la dyspepsie. Il n'en est pas de même dans la péritonite chronique, dont les dérangements de l'estomac et des intestins sont les conséquences inséparables. Cependant on aura ici, comme point de repère, la douleur superficielle augmentée par le mouvement ou la pression, l'impossibilité pour le malade de se redresser sans éprouver un tiraillement douloureux dans le ventre ou dans les aines, la présence d'un liquide dans la partie déclive de l'abdomen, et enfin les frottements pseudo-membraneux si marqués dans ces cas, au point que Dupuytren avait cru à l'existence d'hydatides.

———

La péritonite chronique est souvent l'indice de tubercules, soit dans le mésentère, soit dans les poumons. Il faut, dans ces cas, faire de larges embrocations d'huile de foie de morue, qu'on donnera également à l'intérieur, conjointement avec l'hyosciamine : 1 granule trois fois par jour avec une cuillerée à café d'huile. Il n'est pas nécessaire d'exagérer la dose de cette dernière, au point de produire des indigestions, comme cela arrive si fréquemment.

———

8º *Maladies des intestins.* — On comprend que tout dérangement ou lésion organique de l'intestin doit influer sur l'estomac, dont il est la continuation, tant anatomiquement que physiologiquement. En effet, c'est dans l'intestin grêle que s'effectue la chylose, et, dans le gros intestin, l'acte si important de la défécation. On peut dire que sous ce dernier rapport, il n'y a pas de sources plus abondantes de dyspepsie. C'est donc par là que nous devons commencer.

—

a) Constipation. — Elle est habituelle ou accidentelle. La première dépend en grande partie de la constitution et, par conséquent, n'a pas les mêmes conséquences pour tous les individus.

Les personnes chloro-anémiques ont les garde-robes rares à cause de l'étroitesse de leur canal intestinal. Les fèces se concrètent en petites boules noires ou scibala, comme des crottins de chèvre ou de mouton. La sécheresse et le spasme sont donc ici les causes principales de la constipation, et il faut, pour lever cette dernière, faire emploi d'un corps gras, l'huile de ricin par exemple, et de granules d'hyosciamine (2 à 3 par jour), en tenant compte des effets sur les yeux ou de la mydriase.

—

On a recommandé contre la constipation habituelle le podophyllin, mais évidemment on n'a pas tenu compte des causes individuelles que nous venons de signaler. Toutefois, afin de vaincre la paresse intestinale, on peut recourir à ce moyen, mais en l'associant à l'hyosciamine. Ainsi on peut faire prendre le soir 2 granules de podophyllin et 1 granule d'hyosciamine, et le matin le Sedlitz Chanteaud de la manière ordinaire.

—

La constipation accidentelle provient, le plus souvent, de la paresse des intestins ou de leur trop grande distension, comme chez les forts mangeurs. Ceux-ci feront bien de prendre le soir deux ou trois granules destrychnine et, le matin, le Sedlitz Chanteaud. Ils éviteront ainsi le danger de l'apoplexie.

———

La constipation saturnine exige l'emploi de la strychnine et de l'hyosciamine, ainsi que nous en avons cité plus haut un exemple.

———

La constipation mécanique ne peut être levée qu'avec l'obstacle qui l'a produite. Si ce sont des boules fécales, il faut les ramollir par des lavements répétés ou en faire l'extraction, si on peut les atteindre.

———

La constipation organique, due à un *miserere*, ou iléus, avec étranglement interne, à un cancer, à une tumeur, exige un traitement chirurgical. Nous en parlons ici, parce qu'il arrive qu'on laisse périr misérablement les malades en ne faisant rien. Dans l'étranglement interne, tous les moyens antispasmodiques et antiphlogistiques étant restés sans effet, il faut faire la gastrotomie. Cette opération était autrefois assez fréquente : au moindre obstacle on ouvrait le ventre, et on réussissait le plus souvent, parce qu'on n'opérait point au dernier moment. Dans notre *Cours théorique et pratique de pathologie chirurgicale*, nous avons cité le fait d'une noble dame à laquelle son chirurgien pratiqua l'opération pour un cas d'iléus. Il amena l'intestin à lui jusqu'au nœud et le délia. Les anses intestinales sorties étaient plongées dans un bain de lait, afin d'empêcher l'action de l'air. La malade guérit et dans sa reconnaissance fit à son chirurgien une pension sa vie durant. C'est donc de cette manière qu'il faudrait se comporter dans des circonstances analogues. L'ouverture du péritoine peut se faire sans danger, et quant à l'obstacle, on est toujours sûr de le rencontrer.

Que s'il s'agit d'une coarctation organique, on pratiquera l'opération de l'anus artificiel, dans la région inguinale, en choisissant la partie de l'intestin grêle la plus dilatée.

———

Dans le cancer du rectum, ou de l'S du côlon, il faudrait pratiquer l'anus dans la région lombaire. Nous avons parlé de cette opération dans le *Manuel des maladies des enfants.*

L'art ne doit jamais rester inactif, tant qu'il a une ressource, quelque chanceuse qu'elle soit. Le malheur de la profession c'est le principe de la responsabilité médicale, avec lequel on laisse souvent mourir des malades qu'on aurait pu sauver par une heureuse témérité.

———

b) Diarrhée. — Il y a des diarrhées par irritation, c'est-à-dire dues à des entérites aiguës ou subaiguës, et qu'on arrêtera souvent par le Sedlitz Chanteaud, parce que ce sont les matières âcres ou acides qui les entretiennent. Immédiatement après, on donne 1 ou 2 granules de chlorhydrate de morphine et d'hyosciamine, afin de dissiper le spasme douloureux.

La diarrhée colliquative est, le plus souvent, entre-
tenue par la présence de tubercules : on comprend
qu'on ne peut faire ici qu'une cure purement palliative.
Les granules d'iodhydrate de morphine parviennent
à enrayer momentanément les cours de ventre. —
Quant au traitement général, nous l'avons indiqué à
l'article *Tuberculose*.

—

La diarrhée, dite *crapuleuse*, s'observe après les
excès. Il ne faut donc pas l'arrêter, ou plutôt on la
fera cesser par le lavage de l'intestin avec le Sedlitz
Chanteaud. — Pour remettre ensuite les fonctions
digestives dans leur état normal, on donnera 2 ou
3 granules de quassine.

—

La diarrhée par atonie ou relâchement, exige l'emploi de l'arséniate de strychnine, soit seul, soit combiné avec la morphine. Cette diarrhée constitue, à
proprement parler, un catarrhe chronique de l'intestin.
On ne saurait mieux comparer ce catarrhe qu'au
coryza ; la mucosité est mince et souvent âcre, au
point d'irriter l'anus et de produire l'effet d'un brûlant.
Quand on le laisse marcher, la muqueuse devient
granuleuse, et il se produit une véritable phthisie intestinale, avec amaigrissement considérable et un teint
pâle d'un gris sale. Ce même mucus agissant à l'instar
d'un ferment, donne lieu à des distensions gazeuses
qui gênent la circulation et la respiration. Enfin, des
ulcérations folliculaires de la muqueuse rendent le
mal invétéré.

Le traitement qui réussit le mieux dans ces cas, c'est le lavage journalier de l'intestin avec le Sedlitz Chanteaud, et, après, l'iodhydrate de morphine et l'hyosciamine, afin de régulariser les mouvements péristaltiques de l'intestin. Le régime doit être idiosyncrasique, c'est-à-dire qu'il faut considérer ce que le malade digère. Il existe encore sous ce rapport les anomalies les plus bizarres : tel aliment est indigeste pour un malade qui est parfaitement digeste pour un autre. Il y a des personnes pour qui le lait doux est un purgatif.

———

Dans la diarrhée miasmatique il ne faut jamais recourir aux constipants. Dans le choléra indien, la diarrhée compte généralement parmi les symptômes *prémonitoires* : or, prémonitoire veut dire avertir. M. Jules Guérin a donc été très-mal avisé en disant que ces flux de ventre devaient être arrêtés aussitôt leur apparition. La meilleure manière de faire droit au vœu de la nature, c'est de suivre le précepte d'Hippocrate : *Quo vergit natura eo ducenda;* c'est-à-dire qu'il faut l'aider à éliminer les matières *peccantes* par le lavage intestinal, au moyen du Sedlitz Chanteaud. Mais ce lavage opéré, il faut faire cesser le mouvement désordonné de l'intestin par l'hyosciamine et la morphine; quelquefois la strychnine : 1 granule de chaque toutes les heures.

———

Nous devons dire un mot des fièvres ataxiques et adynamiques. On sait que ces fièvres ont deux formes :

la fièvre typhoïde et le typhus. Ce dernier est, à proprement parler, un exanthème aigu ; aussi se termine-t-il souvent par la mort, due à la décomposition du sang. Des diarrhées fétides, sanguinolentes, des hémorrhagies cutanées, les fuliginosités des lèvres, de la langue, une grande excitation nerveuse, le subdélire, la carpologie caractérisent cette fièvre, qui est accompagnée d'une élévation extraordinaire de la température animale (41, 42° c.) et une grande accélération et petitesse du pouls.

Ce que le médecin doit surtout avoir en vue, c'est la dépression de la vitalité, mais tout en tenant compte du miasme typhique ; or, ce dernier est un véritable poison animal. Il faut donc favoriser l'élimination de ce miasme par l'exsudation intestinale et cutanée, au moyen du Sedlitz Chanteaud, qui a également pour effet de rafraîchir le sang, etc. Ce lavage journalier est nécessaire pendant toute la durée de la fièvre ; et on soutiendra la vitalité par la strychnine, l'aconitine, la vératrine, l'hydro-ferro-cyanate ou l'arséniate de quinine, l'arséniate de caféine, selon les symptômes. Ainsi l'arséniate de strychnine sera donné pendant toute la durée de la sidération nerveuse : 1 granule toutes les demi-heures ou tous les quarts d'heures ; — puis, la température du corps s'étant élevée au-dessus de 39° c., on ajoutera à la strychnine, l'aconitine et la vératrine tant que le thermomètre monte : toutes les demi-heures 1 granule de chaque (trois par trois) jusqu'à ce que la chaleur soit redevenue à peu près normale. Quand la chaleur oscille entre 39 et 40° c., on donnera la quinine.

———

Ce traitement, institué avec vigueur, aura pour effet de couper la fièvre et de l'empêcher de parcourir ses septénaires.

Une foule de faits sont maintenant acquis à cette médication active, au lieu de l'expectation à laquelle quelques médecins allopathes se livrent parce qu'ils n'ont pas confiance dans leurs médicaments grossiers.

———

La fièvre typhoïde est plus lente ; c'est une espèce de typhus mitigé, mais, par contre, quand on le laisse marcher, il produit l'hypertrophie et l'ulcération des glandes intestinales. Le traitement est le même que dans le typhus.

———

Avant de quitter le chapitre des maladies ataxiques et adynamiques, nous devons dire un mot du typhus nosocomial et surtout de celui en temps de guerre. Nous parlerons surtout du typhus de Crimée, si bien décrit par le docteur Baudens dans son livre : *La Guerre de Crimée*. Les événements qui se passent actuellement en Orient, donnent de l'actualité à ces considérations.

Nous donnerons la parole à l'auteur.

« On avait observé et on connaissait depuis longtemps une maladie qui se développe spécialement parmi les populations agglomérées dans des enceintes fermées et soumises à l'action d'influences miasmatiques ; on l'appelait la maladie des *camps*, des *prisons*, des *vaisseaux*, des *hôpitaux*, la *fièvre de Hongrie*, de *Naples*, le *typhus contagieux* de *Mayence*, etc. On lui assignait comme principaux caractères, la stupeur avec délire, une éruption à la surface du corps, la faculté de se transmettre d'un individu affecté à un individu sain et bien portant. Les apparitions que depuis trente années ce mal à faites dans le duché de Posen, à Rheims, à Philadelphie, à Édimbourg, au bagne de Toulon et, en 1854, dans les prisons de Strasbourg, avaient heureusement été trop rapides et trop restreintes pour permettre de bien saisir les différences qui le séparent de la fièvre typhoïde, si attentivement étudiée de nos jours. Le typhus de Crimée a résolu la question d'identité ou de non-identité de ces deux affections; il n'est plus possible de les confondre, bien qu'elles aient plus d'un lien de parenté et une apparente communauté d'origine. »

———

« On s'accorde généralement à reconnaître que le typhus a pour cause une intoxication miasmatique animale, résultant, soit d'une trop grande agglomération d'hommes renfermés, soit de la décompositon putride de détritus animaux ; en conséquence, cette maladie se déclare sur les vaisseaux, dans les casernes, les camps, les prisons, les hôpitaux, les ambulances peuplées de blessés, dont les plaies sont la source d'abondantes suppurations. Elle se montre dans les villes assiégées, dans certaines localités infectées par des cadavres d'animaux ou d'hommes laissés sans sépulture. Il y a cette différence entre les deux maladies, que la misère est la cause essentielle du typhus et qu'elle n'est guère qu'une cause accidentelle de la fièvre typhoïde. Deux médecins, MM. Lardy et Laval, ont été atteints du typhus, bien qu'ils eussent eu, quatre ou cinq années auparavant, la fièvre typhoïde. On a pu retrouver les traces de celle-ci dans les cicatrices d'ulcères intestinaux chez Lardy, qui, moins heureux que Laval, a succombé à sa maladie. C'est encore là une preuve de la non-identité du typhus et de la fièvre typhoïde.

» La contagion, encore très-contestable pour cette dernière affection, ne l'est pas pour l'autre. Nous avons vu, notamment dans le service de M. le médecin-major Lallemand, le typhus se propager de lit en lit dans les salles, et se transmettre par voisinage, donnant la mort à des malades qui n'avaient auparavant que de légères affections.

» D'autres fois, comme dans l'ambulance de la 1re division du 3e corps, le typhus a atteint presque tout le personnel hospitalier : 15 médecins sur 16 ont été attaqués ; il n'est pas resté un seul infirmier valide. Le mot *contagion*, quand on l'emploie à propos du typhus, doit cependant être expliqué. Le typhus, né spontanément sous l'influence de certaines causes, ne se transmet pas par contact d'un malade à un individu sain, mais bien par infection, c'est-à-dire par l'air chargé de l'élément typhique. Le principe mortifère exhalé de la surface des malades ou des détritus animaux, infecte l'homme qui le respire, et une fois absorbé pendant un temps plus ou moins long, appelé *période d'incubation*, il prépare l'organisme à devenir malade. Le typhus diffère sur un point de la plupart des maladies épidémiques, telles que la variole, la scarlatine, la rougeole, la suette, le choléra, etc. Celles-ci tiennent à des conditions encore mal déterminées de l'atmosphère ; le médecin ne possède aucun moyen d'en empêcher l'invasion ; les causes du typhus, au contraire, sont connues, à tel point qu'on pourrait faire naître et cesser à volonté l'influence typhique.

» Une autre différence à signaler entre le typhus et les maladies épidémiques ordinaires, c'est que celles-ci n'ont qu'une durée passagère, tandis que le typhus persiste et étend indéfiniment ses ravages, tant que, par de sages mesures, on ne s'en est pas rendu maître. » (Ouvrage cité.)

—

Nous ferons ici quelques remarques. Comme le dit fort bien le docteur Baudens, le typhus est essentiellement une maladie de misère, de privations, de peines morales. Tant que l'homme est assez fort pour surmonter ces causes déprimantes, il n'en est pas atteint. Voilà pourquoi, dans les guerres, les corps d'élite, qu'on ménage davantage que le commun des troupiers, en sont moins éprouvés. On peut en tirer la conclusion pratique, qu'en tonifiant fortement l'économie on la mettra hors d'atteinte du mal. Mais comment faut-il entendre ce mot tonifier ? Est-ce par une nourriture échauffante, l'eau-de-vie ? Les chefs de corps savent à quoi s'en tenir à cet égard, puisque ce sont généralement les hommes intempérants qui succombent les premiers. Cela tient aux fréquents dérangements intestinaux et aux dyspepsies qui en sont la conséquence.

—

Que, au contraire, si on a soin de faire le lavage intestinal et de donner, après, l'arséniate de strychnine, l'économie tonifiée résistera mieux au mal. Peu importe alors le régime alimentaire, pourvu qu'il soit suffisamment réparateur.

———

Dans la production du typhus, on parle de foyers externes de miasmes, mais il y a également des foyers internes. Il faut s'être trouvé à portée d'une agglomération de troupiers pour se rendre compte des émanations infectes qu'ils laissent échapper. Un régiment en marche laisse une traînée miasmatique qu'on peut suivre à de grandes distances ; ce sont surtout ces miasmes internes qui produisent le typhus, d'autant plus qu'ils sont plus concentrés par leur séjour prolongé dans le corps. L'individu commence ainsi par s'infecter lui-même avant d'infecter les autres.

———

Voyons maintenant la marche du mal. Nous laisserons encore parler le docteur Baudens.

———

« Presque toujours le typhus débute par un frisson et par la période inflammatoire, qu'indiquent, outre un état catarrhal, plus ou mois prononcé, des yeux, des fosses nasales et des bronches, une forte céphalalgie vertigineuse frontale, comme dans l'ivresse, et souvent un état saburral des voies digestives, un délire calme ou furieux. La peau, devenue brûlante, se couvre, après deux à trois jours, d'une sorte d'éruption qui n'a manqué que chez les sujets trop épuisés, et qui diffère essentiellement de celle de la fièvre typhoïde. Cette éruption se montre au tronc et aux membres, par groupes irréguliers de taches arrondies d'un rouge foncé, sans relief, moins grandes qu'une lentille, ne disparaissant pas par la pression, et qu'il n'était pas possible de confondre avec les taches de la fièvre typhoïde. La continuité de la fièvre, avec 100 ou 130 pulsations, a été souvent interrompue par un, et plus rarement par deux paroxysmes, assez semblables à des accès de fièvre rémittente, et qui ont donné au typhus de Crimée un caractère particulier. Le ventre était souple, sans douleur, sans météorisme, sans ce gargouillement de la fosse iliaque droite, qui est le caractère propre de la fièvre typhoïde. La constipation a presque toujours remplacé le flux intestinal de la fièvre typhoïde quand la dyssenterie n'existait pas déjà avant l'invasion du typhus. Après la période inflammatoire, qui durait cinq à six jours, survenait la période nerveuse, marquée par les phénomènes ataxiques ou adynamiques, et souvent par un mélange de deux sortes de phénomènes. La période nerveuse ne durait que quatre à cinq jours, et elle était plus prononcée quand la convalescence devait être franche. »

Il résulte de cette comparaison que le docteur Baudens fait entre le typhus et la fièvre typhoïde, que le premier est un exanthème aigu externe, et la seconde un exanthème subaigu interne. Malgré que le docteur Baudens ait déjà dit qu'il n'existe pas d'analogie entre le typhus et les fièvres éruptives, l'analogie est au contraire évidente, car tout dépend de la facilité plus ou moins grande avec laquelle se fait l'éruption. Toutefois il faut admettre des ferments particuliers, puisque les éruptions présentent tant de différences. Mais ces éruptions empruntent leurs caractères, moins à leur forme qu'à leur fond. Ainsi on sait que les boutons d'ecthyma se produisent par des frictions de tartre stibié, et qui cependant, malgré leur analogie avec les boutons de la variole, n'ont aucune

virulence ou spécificité. De même, l'ecthyma syphilitique a sa spécificité propre.

———

Quoi qu'il en soit, on peut dire que c'est vers la peau
qu'a lieu l'effort d'élimination dans le typhus, et vers
la muqueuse intestinale dans la fièvre typhoïde, notamment pour les glandes de Peyer et de Brunner,
comme dans le typhus, pour les glandes sudorifères. Il
faut donc favoriser ce double effort, en dégageant le
tégument muqueux par le Sedlitz Chanteaud, et la
peau, par de fréquentes lotions vinaigrées.

———

Mais laissons le docteur Baudens achever sa des-
cription.

« Le typhus traversait quelquefois les trois périodes avec
une effrayante rapidité. La mort survenait souvent le troi-
sième jour, même le deuxième ou le premier. Le typhus était
alors réellement foudroyant. Rarement il persistait au delà
du quinzième jour, à moins de complications, telles que des
congestions organiques de l'une des trois cavités splanch-
niques : tête, poitrine et abdomen. Le retour à la santé avait
presque toujours lieu dans les douze premiers jours. Le malade passait tout à coup de la mort à la vie ; le voile typhique
de la face se soulevait et disparaissait ; le regard devenait
franc et intelligent ; l'appétit se prononçait et devenait impé-
rieux ; ses forces revenaient avec une grande rapidité. Toutefois l'intelligence conservait encore le stigmate du typhus,
comme l'attestaient des rêves bruyants pendant la nuit et
dans le jour, le délire sur quelques points, bien que le raison-
nement fût juste sur le reste. Un affaiblissement de la vue et
de l'ouïe, une perte plus ou moins complète de la mémoire
persistaient encore assez longtemps. Toutefois on ne remar-
quait pas, comme dans la fièvre typhoïde, la chute des che-

veux. Ces heureux changements étaient souvent précédés de saignements de nez, de sueurs, d'urines critiques et quelquefois d'inflammation des glandes parotides. On le voit, la convalescence, qui est si lente et si difficile à diriger dans la fièvre typhoïde, marche rapidement dans le typhus.

—

Si nous venons de tant insister sur les affections typhiques, c'est à cause du *miasme humain*, et, par suite, la nécessité de tenir constamment le corps libre au moyen du Sedlitz Chanteaud. Il ne faut donc pas s'étonner de la vogue de cette belle préparation qui fait honneur à son auteur, M. Ch. Chanteaud, pharmacien de première classe, à Paris. (Voir aux annonces).

DEUXIÈME PARTIE

HYGIÈNE DE LA DIGESTION

Manger n'est rien : digérer, c'est tout.

Combien de gens expient ainsi le plaisir par la douleur !

Éternelle peine du talion !

Nous ne parlerons pas ici des aliments et des boissons. A quoi bon, puisque c'est l'habitude qui en règle l'usage? Sous ce rapport, une bonne ménagère vaut le meilleur médecin.

En thèse générale, on peut dire : « Mangez ce que vous digérez. » Il y a, en effet, une foule d'aliments digestes pour les uns et réfractaires pour les autres. Il y a des individus pour qui le pain blanc est lourd et le pain noir léger; d'autres, que le lait doux purge et que le lait aigre constipe.

Rien de plus bizare, en effet, que ces idiosyncrasies.

Nous devons cependant formuler ici quelques règles générales.

Il faut que l'alimention remplisse les conditions d'un bon assolement. La plante la plus vigoureuse ne peut tirer du sol que ce qui s'y trouve, et elle languit et meurt si elle ne peut y puiser les éléments nécessaires à sa nourriture.

———

Il en est de même de la plante humaine.

Dans les grandes villes — ce sol à la fois ingrat et fécond — les enfants de la classe pauvre s'étiolent faute d'air et de lumière et deviennent rachitiques, scrofuleux, anémiques, parce que leur nourriture est insuffisante : aussi les maladies de lymphatisme augmentent-elles dans une énorme proportion.

L'influence du phosphate de chaux sur l'économie animale est considérable ; sans lui, il n'y a ni assimilation, ni nutrition. Les êtres qui en sont privés, meurent d'autant plus vite que leur activité organique est plus grande ; les oiseaux, par exemple, plus rapidement que les quadrupèdes. Il en est de même pour l'homme.

Quand le travail de la nutrition est suspendu, comme dans la fièvre, la quantité de sels de chaux augmente dans les urines ; mais cela n'arrive que là où la nourriture est suffisante.

La privation de phosphate de chaux peut amener la mort avec de véritables phénomènes de marasme. Son ingestion insuffisante produit la tuberculose pulmonaire ; aussi est-ce un bon signe que l'apparition de concrétions calcaires dans les maladies de consomption des poumons. C'est l'indice que la phthisie est à son déclin.

———

La conséquence de ce que nous venons de dire, c'est qu'il faut ajouter des phosphates et des phosphites de chaux à la nourriture de l'enfant dès qu'il languit.

Nous recommandons donc l'usage du phosphate de chaux granulé Chanteaud. (Voir aux annonces.)

Nous recommandons également les granules d'hypophosphite de strychnine, qui agissent sur la vitalité et donnent aux organes de la nutrition ce qu'on nomme le coup de fouet : 2 granules à chaque repas.

———

Un mot de la viande. — Le proverbe dit : La chair fait la chair ; il ne faut pas entendre cette proposition d'une manière exclusive par rapport au régime végétal, car les herbivores sont mieux en chair que les carnivores. Mais l'homme est *omnivore*, ce qui ne doit pas être mis sur le compte de sa voracité, mais de l'organisation de son appareil digestif, qui se prête à la digestion des substances végétales tout aussi bien que des animales. Nous avons donc besoin d'un régime mixte. Sous ce rapport, les religions sont souvent contraires à l'hygiène ; ainsi les Indous qui ne mangent pas de viande, ni tout ce qui a eu vie animale, sont anémiques ; si les Anglais se montrent si tolérants au point de vue des cultes, c'est qu'ils y trouvent leur profit.

Il faut donc, dans le régime habituel, la quantité de viande voulue, d'autant, que c'est un aliment très-riche en sels.

Quant à la viande elle-même, celle de cheval serait le plus en usage, n'était le préjugé. — Il est certain, que la viande de cheval est tout aussi nourrissante que le bœuf, le mouton, le porc — et elle n'expose pas aux vers. Ainsi le tænia ou ver solitaire, nous est transmis du mouton, la trichine du porc, etc. Il y aurait donc économie et utilité à répandre l'usage de la viande de cheval. — Il en résulterait une grande amélioration dans les services publics et particuliers : au lieu de maigres haridelles, nous aurions des chevaux vigoureux — car on enverrait les vieux serviteurs à l'abattoir.

———

Ceci dit, nous arrivons à la digestion, et disons, en premier lieu, de ménager la salive, parce que c'est le fluide digestif par excellence. Il y a des gens qui crachent sans cesse ; non-seulement c'est contraire aux convenances sociales, mais à la santé. Les fumeurs et surtout les *chiqueurs* sont ainsi doublement en faute.

La perte trop considérable de salive produit le marasme. On cite le célèbre médecin hollandais Boerhaave, qui guérit un malade rien qu'en lui faisant retenir sa salive.

La digestibilité des aliments peut se mesurer à l'abondance de salive qu'ils font affluer dans la bouche. Les gourmets savent cela mieux que personne.

La salive mêlée à l'aliment, le met en contact direct avec l'oxygène de l'air, pour lequel elle possède une grande affinité. C'est donc un commencement d'élaboration. En outre, la salive, par son principe propre ou ptyaline, convertit les matières amylacées en glucose; elle facilite de cette manière la digestion des aliments féculents : en accélérant la fermentation alcoolique, — car il faut dire que l'estomac est une sorte de pétrin. — On dit : « Être dans le pétrin. » Est-ce parce que notre pétrin organique manque souvent du nécessaire?

—

Il est donc important que l'aliment soit bien mâché et insalivé avant d'être introduit dans l'estomac. Les gloutons ont si souvent des indigestions parce qu'ils ne mangent point .. mais engloutissent.

—

Puis disons : « Ayez un bon cuisinier, si vos moyens vous le permettent. » La cuisine est le laboratoire de la digestion. Notre pauvre estomac est déjà assez surchargé pour qu'on ne lui vienne en aide.

—

Nous arrivons à ce dernier. Ici encore, il y a des règles à suivre. D'abord, ne pas trop manger, ni trop vite, mais surtout introduire les aliments avec choix. Chacun doit consulter sa capacité. Aux personnes qui

digèrent difficilement, nous conseillons de prendre
2 à 3 granules de quassine, en se mettant à table. La
quassine est, comme on sait, le principe amer du quas-
sia ; par conséquent, elle provoque la sécrétion du suc
gastrique ou digestif.

———

Sous ce rapport, nous devons combattre une erreur
qui a généralement cours. Afin de préparer la digestion on prend, les uns, des pilules purgatives ou de rhubarbe *(pilulæ ad cibum)*, les autres, des spiritueux.
Ces moyens finissent par fatiguer le tube intestinal et
appauvrir le sang. Il faut donc en faire usage dans
une juste mesure. Il en est de même des assaisonne-
ments : poivre, carri, *pickles*, dont les Anglais abusent
au détriment de leur estomac, qu'ils soumettent ainsi
à une digestion forcée. — *Est modus in rebus.* —
Il faut manger quand la faim se fait sentir, par conséquent, ne pas mettre des intervalles trop longs entre les repas. La meilleure habitude — qui était celle
de nos pères — c'est le repas du matin et celui du soir ;
c'est-à-dire, à onze heures et à sept heures. Ce qui
n'empêche, en se levant, de prendre une tasse de café
au lait, de chocolat, avec une biscotte.

———

Disons maintenant un mot de l'action du suc gastrique sur les matières ingérées.
Le suc gastrique agit par son acide et un principe
animal propre, la *pepsine*. L'acide chlorhydrique libre

so forme aux dépens du sel commun ou chlorure de sodium ; aussi le sel marin est-il indispensable à la digestion.

Il ne faut pas cependant pousser son usage à l'excès, parce que ce sel est irritant de sa nature. On a prétendu qu'il produit le scorbut en dissolvant, outre mesure, les matières albuminoïdes. C'est une erreur, puisqu'il favorise ainsi le transport de ces matières à travers le torrent circulatoire, et qu'il empêche la coagulation de la fibrine, c'est-à-dire *la coction des humeurs* des anciens.

———

L'acide du suc digestif ne saurait être remplacé artificiellement : les *drops* des Anglais finissent par ramollir la membrane muqueuse et sont plus nuisibles qu'utiles.

———

De même, il ne faut pas perdre de vue que la pepsine ne peut rien en dehors de la vitalité de l'estomac, comme le prouvent les digestions artificielles. C'est donc la spontanéité physiologique du viscère qu'il faut solliciter par des moyens vitaux, tels que la quassine, la strychnine et, dans quelques cas, l'hyosciamine. C'est là-dessus que se trouve basé le traitement dosimétrique des gastralgies, ainsi qu'on l'a pu voir dans la première partie de ce Manuel.

Nous ferons remarquer que le suc gastrique est sans effet sur les principes cristallisés organiques, tels que les alcalis végétaux ou alcaloïdes; aussi peut-on donner ces derniers au moment des repas.

Le suc gastrique a pour effet de convertir les substances alimentaires en albuminose et de préparer ainsi la crase sanguine. Les personnes atteintes de dyspepsie finissent donc par devenir *analbuminuriques*.

De la même manière l'albumine n'étant pas assimilée, elle est éliminée avec les urines : de là *l'albuminurie*. Il faut donc soumettre ces malades à la strychnine, comme incitant vital, et à un régime salin, afin d'activer la nutrition.

Les faits sont là pour démontrer que la privation de sel fait tomber le corps dans un état de déliquium voisin du scorbut.

Mauvaises digestions. — On digère mal parce que l'estomac est fatigué, malmené, c'est-à-dire qu'il n'a pas la tonalité vitale voulue. On comprend qu'il ne s'agit pas de maladies, dont nous nous sommes occupé dans la première partie de ce Manuel.

La première condition est donc de laisser à l'organe le temps de repos voulu, non en le condamnant à l'inanition, mais en lui donnant des aliments d'une digestion facile. On fera bien également de prendre quelques granules de quassine ou de strychnine (2 à 3 aux repas). Ces granules ont pour effet de rendre à l'organe le ton qu'il a perdu, car pour que la digestion se fasse bien, il faut que les parois de l'estomac soient en contact avec l'aliment.

Les dyspeptiques qui ont des gaz et gargouillements, ne sauraient digérer, à cause du ballottement continuel de la matière liquide — comme une bouteille à demi remplie.

—

L'emploi de la quassine et de la strychnine est donc très-important pour prévenir les mauvaises digestions. Quant aux moyens auxiliaires, tels que le charbon, le bismuth, leur emploi dépend de quelques symptômes particuliers, tels que les crudités. Nous recommandons dans ce cas le *charbon végétal* granulé Chanteaud, belle préparation d'une administration bien plus facile que la poudre, puisqu'elle ne noircit pas la bouche.

—

Boulimie. — On demandait à un gourmand ce qu'il aimait mieux qu'un beafsteack; il répondit : Deux beafsteacks. La réponse ne peut paraître étrange à celui qui les digère ; mais au pauvre boulimique, qui porte la charge d'une double digestion, la chose peut être pénible. Voici une observation qui le prouve.

M. F..., vers l'âge de dix-huit ans, à la suite d'excès de masturbation, fut atteint de dyspepsie qui dura plusieurs années. Une fois environ tous les mois, il était pris de violentes douleurs dans l'abdomen; avec tympanisation, qui simulait une péritonite : le facies était grippé, et plusieurs fois la mort parut imminente. Puis, sous l'influence d'une médication narcotique, les accidents s'amendaient rapidement, et il jouissait d'un bien-être pendant un certain temps. Ces accès étaient produits, soit par une marche un peu plus prolongée que d'habitude, soit probablement par la continuation de la mauvaise habitude. C'est en vain qu'on employa les eaux de Plombières, l'hydrothérapie, les bains de mer : le mal résista.

L'état physique semblait cependant peu altéré. Au bout de trois ans, il y eut une modification importante de l'affection ; la faim devint impérieuse. M. F... dut manger toutes les deux heures pour la satisfaire; il ne sortait jamais de chez lui sans avoir des provisions avec lui. La nuit, il s'éveillait fréquemment et mangeait jusqu'à deux kilos de soupe de riz. — L'opium fut employé à haute dose, sans amélioration manifeste. Mais sous l'influence de cette nourriture abondante, ce jeune homme prit un embonpoint très-prononcé, acquit des forces, et la quatrième année on pouvait le considérer comme guéri.

—

Qu'est-ce que cela prouve? C'est qu'on n'enfreint pas impunément les lois de la nature. Il en est des boulimies gastriques comme des boulimies génitales.

Est-ce assez d'une loi pour vaincre la nature ?

Les vestales qu'on laissait se consumer du feu

naturel, étaient forcées d'entretenir un feu artificiel ; ce qui faisait que pour éteindre le premier, on les enterrait vivantes. Aujourd'hui on sait où conduit la tempérance forcée. Nos tribunaux ont souvent à en retentir.

La boulimie est plus qu'un caprice de l'estomac, mais une révolte. Il faut donc donner satisfaction aux besoins naturels.

En vain prétend-on dominer la chair : celle-ci prend toujours le dessus, seulement quand on ne lui donne satisfaction, elle la prend. C'est comme pour les besoins moraux, non qu'il faille lâcher la bride aux passions, mais on ne gagne rien à vouloir restreindre les besoins légitimes.

———

Autonomie hépatique. — On connaît la fable de Prométhée. — *Immortale Jecur !* — Les plus grands génies n'ont pu s'y soustraire. Le Prométhée des temps modernes est mort d'une maladie de foie.

C'est-à-dire que nous avons notre usine à gaz. — L'esprit a beau faire, il lui faut un éclairage — c'est-à-dire un sang dépuré de toute fuliginosité !

———

Le premier qui, dans les temps modernes, a reconnu l'influence du foie, c'est Bartholin. Il y a eu pour précurseur Galien ; mais il a manqué à ce dernier la démonstration physique. Il n'a eu que la démonstration intuitive.

Bartholin a donc été l'initiateur du système hépatique, et a mérité ainsi son épitaphe.

SISTE. VIATOR.
CLAUDITUR. HOC. TUMULO. QUI. TUMULAVIT
PLURIMOS.
PRINCEPS. CORPORIS. TUI. COCUS ET
ARBITER.
HEPAR. NOTUM. SECULIS
SED.
IGNOTUM. NATURÆ.
QUOD.
NOMINIS. MAGESTATEM. ET. DIGNITATIS.
FAMA. FIRMAVIT.
OPINIONE. CONSERVAVIT.
TAMDIU. COXIT.
DONEC. CUM. CRUENTO. IMPERIO. SEIPSUM.
DECOXERIT.
ABI. SINE. JECORE. VIATOR.
BILEMQUE. HEPATI. CONCEDE.
UT. SINE. BILE. BENE
TIBI. COQUAS. ILLI. PRÆCERIS.

———

Il y a dans cette épitaphe quelque chose de sinistre : « *Clauditur hoc tumulo qui tumulavit plurimos.* » Faut-il en faire un grief à la science ? Mourrait-on moins sans elle ? La question aurait besoin d'être approfondie ; mais ne remuons pas la cendre des morts.

Toujours est-il que la question du foie est extrêmement importante ; c'est à Magendie — comme on sait — que revient l'honneur d'avoir le premier provoqué la réaction en faveur des anciennes idées de

Galien. Il démontra que les liquides absorbés par les veines de l'estomac et de l'intestin, pénètrent de suite dans le torrent de la veine porte, puis dans le foie.

———

Ce premier pas était immense; mais comme si la réaction ne devait s'opérer que peu à peu, Magendie ne va pas jusqu'à reconnaitre, comme Galien, qu'en passant par le foie, ces matériaux s'assimilent au sang. Il n'y voit encore qu'une action mécanique. Le foie traversé, pour ainsi dire, comme un filtre, mêle plus intimement les matières alimentaires qui y sont apportées. — Rien de plus.

———

Tiedemann et Gmelin se contentent, plus tard, d'affirmer que le foie exerce sur les aliments un changement qui les rapproche de la composition du sang ; mais rien encore de positif. Il faut pour cela arriver aux belles recherches de M. Cl. Bernard. C'est depuis lui qu'il fut démontré que le foie est réellement un organe important de sanguification, un véritable organe d'hématose alimentaire.

———

On sait aujourd'hui que, sauf la plus grande partie des matériaux graisseux, qui passent par les voies chylifères, toutes les autres substances absorbables de l'intestin pénètrent dans les radicules de la veine porte et sont conduits au foie. Ce viscère sécrète,

d'une part la bile, de l'autre, il injecte continuel-
lement dans les veines sus-hépatiques une matière
sucrée abondante, qui se trouve entrainée bientôt dans
le grand courant de la veine cave.

—

M. Cl. Bernard a, de plus, expliqué le mécanisme
même de ces réactions vivantes.

En constatant, d'une part, que le sang qui arrive
au foie contient une grande partie de produits azotés;
que celui, au contraire, des veines sus-hépatiques est
très-riche en substances sucrées et presque dépourvu,
en ce point, de matériaux albumineux ou azotés,
n'était-il pas logique d'en conclure que ces matériaux
azotés du sang *proto-splénique*, se dédoublaient dans
ce viscère ? Les uns, d'une part, vont constituer la
bile, les autres forment le sucre. Ce dernier, sans
trace d'azote ; la bile, au contraire, en renfermant
une grande quantité.

M. Chauveau, de Lyon, a constaté la justesse de la
principale assertion de l'illustre professeur du Collége
de France.

—

Enfin, M. Cl. Bernard a démontré qu'une des fonctions du foie est de faire de la graisse, et de rendre la
fibrine plus parfaite : — faire de la graisse, en trans-
formant les matériaux féculents changés en sucre
dans l'intestin, et apportés au foie.

—

La fibrine se constitue à la suite de modifications

que subissent les principes albumineux de la veine porte. On sait, en effet, que le caractère principal du sang-porte se trouve dans une fibrine mollasse, imparfaitement coagulable, non déliquescente. Or, comme la fibrine du sang fourni par les veines sus-hépatiques est parfaitement coagulable, il s'en suit nécessairement que ce changement a dû être opéré par l'action propre du foie.

Nous devons faire ici une remarque : malgré toute la science des hommes, la nature restera toujours un mystère. Comment opère-t-elle ? *That is the question.* Nous voyons les effets, mais nous ne pénétrons pas les causes.

Felix qui rerum poterit cognoscere causas.

Quoi qu'il en soit, inclinons-nous devant les faits acquis par la science moderne.

La sécrétion biliaire est influencée par l'injection de certains médicaments : ainsi le carbonate de soude la diminue notablement. Ce fait expérimental semble démontrer que la mission de la bile dans les phénomènes digestifs est de neutraliser l'acidité de l'estomac.

Seulement on comprend que l'art ne doit intervenir que là où la nature est impuissante. Là est, en effet, sa mission. Mais cette intervention de l'art doit se faire avec la plus grande prudence. Et c'est en cela que la méthode dosimétrique l'emporte sur la méthode allopathique.

———

Quoi qu'il en soit, « rendons à César ce qui revient à César, » c'est à Galien qu'il appartient d'avoir donné au foie sa véritable signification : « *Hej ate ritiato, sanguificatio ritiatur.* » Quelle prescience de la science moderne! Quand le foie est humide et chaud, il produit la pléthore. — Quand il est froid et sec, les veines se resserrent, le sang diminue de quantité. — Humide et froid, il en résulte des cachexies et des hydropisies. — L'ictère jaune vient du foie, l'ictère noir de la rate.

———

Le foie et la rate, voilà les grands balanciers qui ont réglé les mouvements de la science ancienne et, il faut bien le dire, qui tiennent encore la science moderne en suspens. Cependant on sait que ce sont ces deux *usines* qui se subordonnent la sanguification — qu'il ne faut pas confondre avec l'hématose — la sanguification est quelque chose de grossier, l'hématose quelque chose de subtil, d'aéré. Aussi, la nature a-t-elle placé le foie et la rate dans l'abdomen, et les poumons dans la poitrine. Les premiers agissent sur les humeurs *fuligineuses* — dont Molière s'est tant moqué sans les comprendre · les seconds, sur l'*esprit aérien*, c'est-à-dire l'oxygène.

———

Et voyez combien l'École a mal interprété les idées du médecin de Pergame — tant il est vrai que l'École ne fait que représenter les erreurs de son époque. Portal n'écrivait-il pas au commencement de ce siècle : « Les anciens ont imaginé faussement que le foie est l'organe de la sanguification, la source de la chaleur animale, le siége des facultés naturelles. Par conséquence de leurs mauvaises théories, ils se faisaient de très-fausses idées des maladies de cet organe, souvent aussi de leur traitement. »

Et cependant ce sont ces théories qui se confirment aujourd'hui.

Que dire, après cela, de l'opposition de l'École à toutes les théories qui ont marqué un progrès de la science ?

C'est que l'École doit être rangée moralement dans l'ordre des *édentés* et des *tardigrades*. Tout au plus si elle ronge l'écorce de l'arbre de la science. Trop heureux si elle n'en détruit la racine, comme le phylloxera et le doryphora.

———

Puisque nous en sommes à parler des fonctions du foie, disons un mot des diathèses.

On peut définir la diathèse « le Protée de la médecine », puisqu'elle revêt toutes les formes morbides.

C'est ici surtout qu'il faut voir les organiciens : ils croient tout tenir au bout de leur scalpel ; mais ils sont bien embarrassés quand il s'agit de mettre la main à la pâte : le traitement. Voilà ce qu'ils déclinent — et pour cause.

Nous leur dirons donc que, quels que soient les résul-

tats matériels auxquels arrivera la science, ces résultats seront toujours subordonnés à la vitalité. Nos
organes ne sont que des instruments. Il y a donc une
force supérieure qui se les subordonne, c'est-à-dire la
vitalité.

———

Ah! nous le comprenons, c'est là ce qui blesse l'orgueil de l'École organicienne : devoir s'incliner devant
l'inconnu; accepter la Table de la loi à travers un
buisson ardent! Mais, après tout, Moïse n'était pas
une vulgaire intelligence, et s'il s'est incliné, cela vaut
bien leur orgueil qui se révolte.

Les organiciens auront beau dire et faire, toutes
leurs théories ne vaudront pas quelques granules de
strychnine.

Ce sera l'éternel honneur de la dosimétrie d'avoir
suivi pas à pas la nature.

La nature, c'est-à-dire l'harmonie universelle,
l'ordre infini qui nous dit que toute chose est parce
qu'elle est, et que du moment où cet ordre ne sera
plus, le fait lui-même disparaitra comme l'effet avec
la cause. Nous voyons les astres graviter dans l'espace;
nous connaissons les lois, mais savons-nous les causes?
Eh bien! ressouvenons-nous de cet aphorisme philosophique : « La plus grande preuve de l'existence de
l'esprit humain, c'est que nous comprenons qu'il y a
des choses dont nous ne sonderons jamais la profon-
deur : La nature, c'est-à-dire Dieu! »

———

Tout cela, dira-t-on, à propos des diathèses? Et

pourquoi pas? La diathèse n'est-ce pas l'x médical?
Nous connaissons le comment; savons-nous le pourquoi? Et voyez! M. Cl. Bernard est arrivé à suspendre
complétement les fonctions du foie par la section du
grand sympathique et de la moelle épinière, et il a
fait disparaître ainsi toute trace de sucre dans le sang
et les humeurs qui en proviennent; mais n'a-t-il pas par
là enrayé l'action organique? Si le foie fait du sucre,
pourquoi les autres organes n'en feraient-ils pas également? Est-ce que sa structure vasculaire est diffé-
rente? Ou plutôt y aurait-il dans le monde organique
une autocratie?

———

Non! non! tout dans l'organisme vivant est subor-
donné à la vitalité, et nous n'avons d'autres moyens
d'action que ceux que la nature nous fournit. Si le
savant pouvait se substituer à la nature, il ne faudrait
plus dire : Dieu est grand et Mahomet est son pro-
phète. — Le savant serait Dieu. Mais dans les choses
naturelles, il y a quelque chose au-dessus de l'homme,
c'est-à-dire ce qu'on a nommé le *vox Dei*. A nous de
nous incliner devant cette dernière; et que les hum-
bles soient les puissants!

———

Nous avons parlé longuement du foie, disons un mot
de la rate.

Béclard, dans son mémoire, présenté en 1848, à
l'Académie des sciences, a, un des premiers, appelé
l'attention du monde médical sur le rôle de la rate
dans l'hématose. C'est encore une réintégration des
idées de Galien sur le triumvirat du foie, de la

rate et de la veine porte. Mais Galien n'était pas un prince de la science pour rien : il voulut se soustraire au principe devant lequel Hippocrate s'était incliné : la vie; ce fut là ce qui occasionna sa chute, comme celle des anges rebelles.

—

Quoi qu'il en soit, la rate a sa raison d'être comme celle des plus infimes rouages dans l'organisme, et quoique ce rôle ne soit pas prépondérant, il faut en tenir compte.

La rate agit dans la digestion : en favorisant l'absorption des matériaux absorbés; en fournissant un sang plus assimilable à la veine porte.

La rate a une influence directe sur le sang : c'est elle qui produit ce que les Anglais nomment le spleen, ou *blue devels*.

La rate procède à la destruction des globules rouges. Dans l'usine organique, elle remplit l'office d'une fonderie : les vieux matériaux sont transmis au foie pour élaborer les globules rouges nouveaux.

—

La rate n'est donc pas, comme l'a dit Virchow, l'organe élaborateur des globules blancs, cette fonction est dévolue aux ganglions du mésentère. Mais quelle que soit cette part dans la crase sanguine, elle est subordonnée à la vitalité. Voilà pourquoi la strychnine sera le cheval de bataille du médecin, sans lequel il ne peut rien, vu que l'ennemi lui échappe.

—

Disons également un mot du pancréas, puisqu'il en

a été question dans la première partie du présent Manuel.

Ainsi que nous l'avons dit, le suc pancréatique digère les matières grasses et, en son absence, elles ne sont pas élaborées, d'où les diarrhées graisseuses *lactées*. Ce suc, en tant que liquide alcalin, aide également à la transformation de la fécule en glycose. Le pancréas est donc l'auxiliaire du système salivaire buccal ; comme tel, il complète la digestion.

Il nous reste maintenant à dire quelques mots des fonctions de l'intestin.

Platon, dans son *Thymée*, dit : « La nature nous a fait un canal intestinal si long pour nous permettre de nous livrer à la philosophie. » Étrange aberration d'un si grand philosophe ! Quoi ! les opérations de l'âme seraient tellement subordonnées à celles du corps que nous dépendrions de notre intestin tout comme les poissons ! Mais que deviendrait ainsi l'initiative, la spontanéité de l'âme ?

Quoi qu'il en soit, il va de soi que la longueur de notre intestin nous donne des loisirs pour penser. Si nous devions digérer sans cesse, où trouverions-nous le temps pour philosopher ? Cela n'empêche qu'on ne fera jamais d'un squale un savant. Darwin a seul pu avoir cette idée en procédant dans l'ordre de la sélection animale.

L'intestin continue l'acte de l'estomac d'une manière

plus longue, mais cependant appréciable. Voilà pourquoi il y a des dyspepsies intestinales, comme des
dyspepsies gastriques. L'intestin a son suc, mais qui,
cette fois, dépend de la nature de l'aliment. Ainsi
nous devons à M. Cl. Bernard la connaissance de ce
fait : que si l'animal se nourrit de viande, le suc intestinal est acide, et, au contraire, alcalin, s'il se nourrit
de substances végétales. De là la conséquence, pour
l'homme, que le régime alimentaire doit varier ; sans
cela nous tombons dans l'*acidisme* ou dans l'*alcalinisme*. On a fait de ces deux états des entités morbides, alors que ce ne sont que des effets.

Passons au gros intestin, cet ennemi brutal de la
sphère intellectuelle, ce grossier qui envoie au cerveau ses émanations malsaines, comme nous l'avons
dit à propos de la fièvre typhoïde.

On a prétendu que la digestion se parachève dans
le gros intestin ; mais, à coup sûr, c'est une digestion
malsaine. Autant dire que l'*évier* complète la cuisine.

Les matières fécales, voilà l'ennemi contre lequel
nous avons à nous garantir, mais surtout les gaz qui
en proviennent et qui sont dus à la décomposition des
matières azotées, et qui sont formés d'hydrogène pro-
tocarboné, d'acide sulfhydrique, de matières azotées ou
ammoniacales, tout comme le gaz de nos usines. Seulement ces gaz intestinaux loin de nous éclairer, nous
obscurcissent l'esprit et produisent des céphalées. Delà
nous ne dirons pas l'utilité, mais la nécessité du Sedlitz

Chanteaud, pour dégager, chaque matin, notre évier. Ne nous faisons pas une nature plus éthérée qu'il ne convient; ou plutôt cette nature sachons la rapporter à sa véritable cause.

———

Disons encore ici un mot des dyspepsies flatulentes. Dans l'état normal, notre tube intestinal contient des gaz, mais en quantité si minime qu'elle est presque inappréciable. Chez les personnes nerveuses il s'établit une pneumatose intestinale, mais qui est à la muqueuse ce que l'exhalation de l'acide carbonique est à la peau. C'est donc plutôt un fait physiologique qu'une circonstance pathologique. Ces gaz n'ont rien d'infectant, et s'il portent à la tête, c'est plutôt mécaniquement que chimiquement.

———

Il n'en est pas de même des gaz résiduels proprement dits, qui, comme nous l'avons dit, sont hydrosulfurés et, par conséquent, empoisonnent l'économie. Ainsi, dans la dyspepsie flatulente, il se produit de l'hydrogène sulfuré; or, on connaît les propriétés délétères de ce gaz : on sait que son absorption amène rapidement des phénomènes d'intoxication, et M. Claude Bernard a démontré qu'il empêche l'absorption des aliments. C'est là un fait de la plus haute importance, l'acide sulfhydrique altère la constitution du sang; toutes les sécrétions sont viciées par lui et, par conséquent, nous nous trouvons sous la menace d'un état typhoïde. Nous en avons donné des exemples plus haut.

—

Disons maintenant quelques mots des concrétions intestinales. On sait le rôle qu'ont joué dans l'ancienne pharmacie les *bezoards*, ou concrétions qu'on trouve dans l'intestin de quelques animaux, notamment le serpent.

Nous avons également nos *bezoards*, dus au séjour prolongé des matières fécales dans l'intestin. Ils s'observent particulièrement chez les personnes chloroanémiques, qui, sous ce rapport, peuvent être assimilées aux reptiles. La comparaison appliquée aux personnes du sexe n'est pas aimable, mais la science n'est pas complimenteuse. C'est là son moindre défaut.

On évitera donc les *bezoards* en faisant en temps usage du Sedlitz Chanteaud.

En somme, si la digestion, c'est-à-dire le besoin de manger, nous rapproche des animaux, tâchons de ne pas rester au-dessous de ces derniers en faisant le contraire du principe philosophique de Cicéron : « Il faut manger pour vivre et non vivre pour manger. »

FIN.

TABLE ANALYTIQUE

DES

MATIÈRES TRAITÉES DANS CE MANUEL

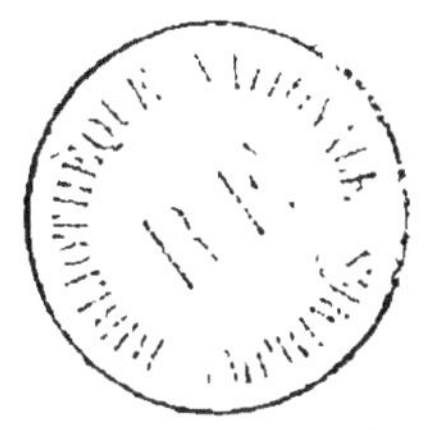

MÉDICAMENTS DOSIMÉTRIQUES

Du Professeur **BURGGRAEVE**

PRÉPARÉS AVEC LES ALCALOIDES ET AUTRES PRODUITS CHIMIQUES

LES PLUS PURS

Nota. — Les Médicaments Dosimétriques sont délivrés dans les Pharmacies, sur prescriptions de médecins, par tubes de 20 granules, portant la signature du Docteur Burggraeve, comme garantie contre la fraude et les contrefaçons.

FABRIQUE ET VENTE EN GROS

CH. CHANTEAUD & CIE

PHARMACIENS DE PREMIÈRE CLASSE

54, rue des Francs-Bourgeois, Paris

PRIX COURANT POUR LES MÉDECINS ET PHARMACIENS

Granules contenant un 1/2 milligramme de substance active en boîtes de 10 tubes de 20 granules chacun.

	Prix de la boîte.		Prix de la boîte.
Aconitine	3 "	Hyosciamine	3 50
Arséniate de Strychnine	2 50	Hypophosphite de Strychnine	2 50
Atropine	3 "	Picrotoxine	3 50
Brucine	2 50	Sulfate de Calabarine	4 "
Cicutine	2 50	Sulfate de Strychnine	2 50
Colchicine	3 "	Vératrine	2 50
Daturine	3 50		

Granules contenant un milligramme de sub-stance active en boîtes de 10 tubes de 20 granules chacun.

	Prix de la boîte		Prix de la boîte.
Acide Arsénieux	2 "	Cubébine	2 50
Acide Benzoïque	2 "	Cyanure de Zinc	2 "
Acide Phosph orique	2 "	Digitaline	3 "
Apomorphine	3 50	Elatérine	3 50
Arséniate d'Antimoine	2 "	Emétine	5 50
Arséniate de Caféine	2 50	Hydro-ferro-cyanate de Qui-	
Arséniate de Fer	2 "	nine	3 "
Arséniate de Manganèse	2 "	Iodhydrate de Morphine	3 "
Arséniate de Potasse	2 "	Iodoforme pur	3 "
Arséniate de Quinine	2 50	Iodure d'Arsenic	2 50
Arséniate de Soude	2 "	Bi-Iodure d'Hydrargyre	2 50
Asparagine	2 50	Jalapine	2 50
Bromhydrate de Cicutine	3 "	Kousséine	2 50
Bromhydrate de Morphine	3 "	Narcéine	3 50
Bryonine	3 "	Phosphure de Zinc	2 "
Caféine	2 50	Pipérine	2 50
Calomel	2 "	Quassine	2 50
Chlorhydrate de Morphine	2 50	Scillitine	2 50
Citrate de Caféine	2 50	Sel de Grégory	2 50
Codéine	3 "		

Granules contenant un centigramme de substance active en boîtes de 10 tubes de 20 granules chacun.

	Prix de la boîte.		Prix de la boîte.
Acide Salicylique	2 "	Pepsine pure	2 50
Acide Tannique	2 "	Phosphate de fer	2 "
Benzoate d'Ammoniaque	2 "	Podophyllin	2 50
Benzoate de Lithine	3 "	Proto-Iodure d'Hydrargyre	2 50
Benzoate de Soude	2 "	Salicylate d'Ammoniaque	2 "
Bromhydrate de Quinine	3 "	Salicylate de Fer	2 "
Camphre Mono-Bromé	3 "	Salicylate de Quinine	3 "
Carbonate de Lithine	2 50	Salicylate de Soude	2 "
Croton-Chloral	3 "	Santonine	3 "
Emétique	2 "	Sous-Nitrate de Bismuth	2 "
Ergotine	3 "	Sulfate de Quinine	3 "
Diastase	4 "	Sulfure de Calcium	2 "
Hypophosphite de Chaux	2 "	Valérianate de Fer	2 "
Hypophosphite de Soude	2 "	Valérianate de Quinine	4 "
Kermès	2 "	Valérianate de Zinc	2 "
Lactate de Fer	2 "		

Pharmacie de Poche pour les médecins de campagne, les vétérinaires, etc., contenant 36 tubes des principaux Médicaments Dosimétriques au 1/2 et au milligramme. Prix : 36 francs, idem plus grand modèle. — Prix : 70 francs.

Pharmacie de Campagne pour les Médecins éloignés des villes, les Médecins Militaires ou de la Marine, contenant 60 flacons des principaux Médicaments Dosimétriques. Prix : 180 francs.

Acide Salicylique Absolu : Prix de la Boîte de 30 grammes, 3 francs. Envoi *franco* par la Poste.

www.ingramcontent.com/pod-product-compliance
Ingram Content Group UK Ltd.
Pitfield, Milton Keynes, MK11 3LW, UK
UKHW022050070726
13613UKWH00002B/765